看護の環境と人間工学

第2版

著・小川鑛一　元東京電機大学教授

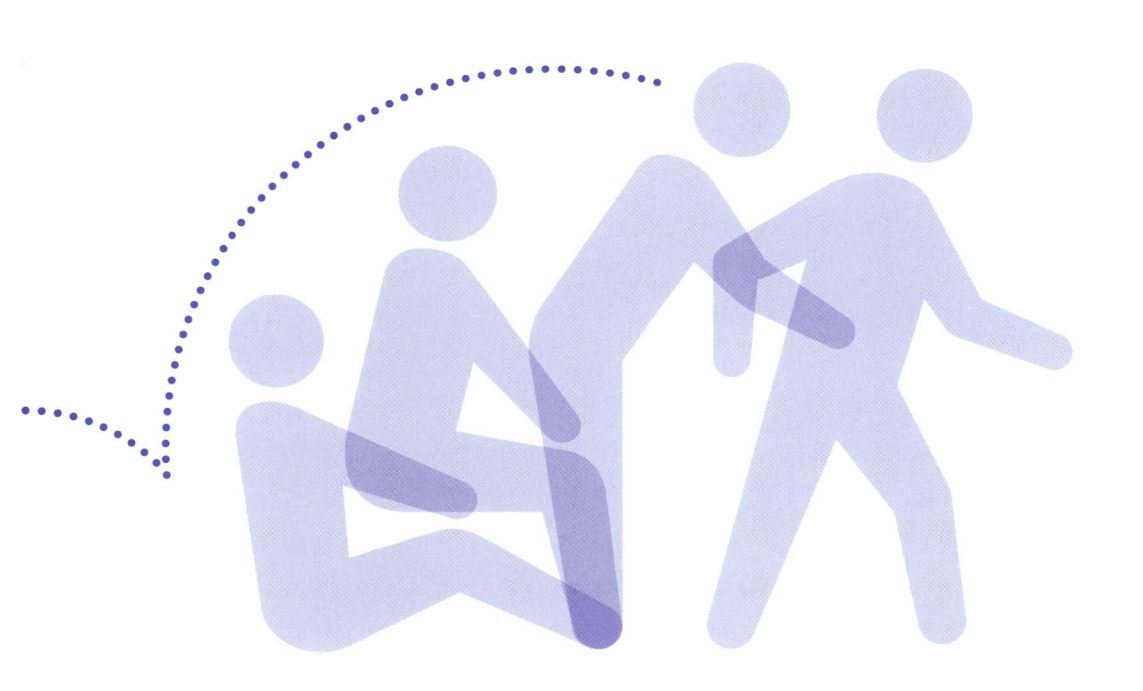

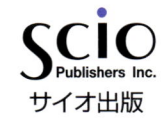
Publishers Inc.
サイオ出版

まえがき ●●●

　1960年代、航空技術研究所（現・宇宙航空研究開発機構：JAXA）に勤務していた時期、所内計測部の研究員がアナログ・コンピュータを使った航空機の飛行運動模擬実験や飛行の安全性に関する研究発表を行ったので、その発表を聴講しました。この研究発表のなかで、人間工学という用語が使われ、初めて聴く新しい研究分野のように感じ深く印象に残っています。

　その後、東京工業大学制御工学科に籍を移し、ロボットを人間のように滑らかに動かすため、人や生物の動きをサイバネティック・モーションと名付け、人の動作研究を始めました。この人の動きの解析結果は、日本人間工学会研究発表会で発表できることを知り、人の動作研究も人間工学の研究範ちゅうであることがわかりました。筆者にとってこの発表が人間工学にかかわる研究の最初の発表で、人の動きや動作、あるいは上記した安全にかかわる研究は、人間工学の範ちゅうであることを知ることができました。

　人間工学という言葉は「工学」という二文字があるため、看護や福祉分野の方々には数式や物理、あるいはロボットのような機械とかかわる分野だと思われています。それは間違いで、人が生きるための生活空間にあるすべてのハードウエア・ソフトウエア（第1章参照）、情報とその伝達方法、観察（工学の計測）、人の五感が受け止める情報の感受性、言葉遣い……など世の中に存在するあらゆる物・事柄には人間工学がかかわっています。

　これから学習する人間工学はどのようなことを学ぶのかわからないという声を聞きます。また、人間工学は看護に必要ないという疑問をもつ学生もいます。そこで、人間工学はありとあらゆるところにかかわり、それが大変役立っていることを本書序文で説明します。そして、何気なく過ごしている日常生活のなかで行われる人の行動の例を示し、そのなかに記述されている物や事柄などに注目します。その注目した物や事柄のすべてが人間工学にかかわっていることも説明します。

　以下の文章は内容のすべてが人間工学とかかわりがあることを示す架空の例文です。文中の強調用語は人間工学に関係しているので、括弧内に人間工学にかかわる事項を簡単に示しました。

　「ある人が風邪をひき熱があるので**病院**（自動診察受付、自動医療費支払い、待合室、手術室、ME機器、病棟、停電対策）を訪れます。病院を訪れたその人は**治療**（医療機器）を受けに来た1人の**患者**（着衣、履き物、鞄）です。医師の**問診**（言葉遣い）と**診察**（医療機器）を受け、単なる風邪なら**風邪薬**（錠剤を1回分ずつにまとめる一包化）を処方すれば熱は治ると**医師**（医療機器を扱う）が**判断**（判断ミスを犯さない）すれば風邪薬を**処方**（多種にわたる薬の取り扱い）し、**入院**（ベッド、枕、点滴）はしません。ところが、高熱で**咳が止まらない**（咳止め薬、注射、マスク）ようなら、入院し**病室**（室温、湿度、騒音）のベッド（ベッド高さ、背上げ機構）に終日横たわり安静にして、医師・看護師の**回診**と**見回り**（挨拶、言葉遣い、支援・介助の技）を待ちます。入院中に必要なら**注射**（穿刺の技、針の角度・速度）され、**氷枕**（サイズ、高さ）を使い、**点滴**（穿刺の技、

針固定、薬液交換時の技）も始まります。病状の経過を**観察**（基本は視診、定量的にはME機器使用）します。看護師が見回りをする場合、患者の寝相が悪いと患者の**体位変換**（身体力学、ボディメカニクス）を行って寝ている患者の姿勢を正します」

　人間工学は、多くの物や事柄にかかわっていることを理解するため、風邪を引いた患者を例に医師の診断を受ける様子を描いてみました。そのなかで人間工学にかかわる用語を強調したところ、ほとんどの物・事柄に人間工学がかかわっていることがわかりました。

　本書を履修した後に、物事や事柄のどういうところが人間工学とかかわりがあるかを考えてみてください。そうすると身の回りの物（筆記用具、消しゴム、定規、はさみ、ナイフなど）、道具（のこぎり、ペンチ、ピンセット、ナイフ、ねじ回しなど）、本（読みやすい文章、感動する内容、読みやすい大きな活字、図表と本文の位置関係）などが使う人にとって「使いやすい」「使って疲れない」「使って楽しい」「使って楽になる」「使って安全である」「使って能率が上がる」「いつまでも使ってもあきない」などの感覚を受け止めることができるようなら、それは人間工学的によくできた製品（文具、道具、本など）といえます。

　以上、説明したように人間工学は人間のために「安全」「安心」「安楽」を念頭において、「物を作る」「物を使う」「物や人を扱う」「言葉を交わす」「態度を示す」分野であると筆者は思っています。

　本書は、初版で見受けられた読みにくい表現、図の説明が不十分な箇所を、誤解のないように修正・訂正し、説明を追加しました。

　読者の皆さん自身の勉強部屋、台所、トイレ、テレビやテレビ映像録画機などをよくみると、人間工学的によく考えて作ったものばかりであることが実感できます。また、100円ショップを訪れると、そこは人間工学の宝庫のようにいろいろな商品が便利で使いやすいものであることがわかります。こうした商品を開発・製作した人たちは、人間工学をよく理解し、設計、製作した商品を世に送り出したに違いありません。

　看護や介護の分野で頑張る皆さんは、応用範囲が広いこの人間工学をマスターし、医療機器や看護用具を新たに創造・開発し、また新たに負担の少ない看護動作の技を発見してください。ヒントになる負担軽減の簡単な技は、第8章、図8-12に示した力のモーメントの応用ですので参照してください。また、看護の安全を守る簡単な方法の1つは、131ページに示したABC法則です。

　このように人間工学を考慮した医療機器や看護負担軽減のために物理の原理を応用した動作を患者支援・介助に役立てていただければ望外の喜びです。

2024年10月

小川　鑛一

CONTENTS

第1章

人間工学のあらまし

人間工学という言葉を初めて聞く人も多いかと思います。しかし、人間が使う身近な文房具・道具や乗り物などには人間工学という言葉が盛んに使われています。例えば、文房具では太めのボールペン、消しゴムでは「角けし」といって文字を消していくといつも"角"が現れるスグレモノがあります。自動車に例をみれば、座り心地のよいシートや見やすい速度計などあげればきりがありません。

看護に目を向ければ、病室の配置、ベッド、照明、医療用具、医療機器などと枚挙に暇がありません。そこで、本章では人間工学の意味、その応用について一般社会と医療分野に分けて考えてみます。

人 間工学とは

❶ 身の回りで活かされている人間工学

「人間工学」という用語には「工学」という文字が含まれています。そのため、人間に似たロボットのような機械を学ぶ分野ではないかと思われることがありますが、そうではなく、人間が機械や物を安全に扱えるように創意・工夫を行い、そして能率・効率のよい機械や人間が使う物を設計し作る分野なのです。また、すでに作られた機械や物であるなら、それらを使いやすく改良・工夫したり、改善したりするという分野も人間工学なのです。

その昔、まだ人間工学が発達する以前、自動車や飛行機のような乗り物を考え、デザインし、製作しました。当時は技術が進歩していないので、作るだけで精一杯であったでしょう。それらを動かすのは人間です。こうした乗り物を人間が操縦しますが、どちらかというと乗り物という機械に人間を合わせて運転なり操縦を行っていました。

ところが、長時間の運転・操作・操縦で疲労し間違やミスを犯すなどが原因で事故を起こすことが多々ありました。こうした事故を減らすため、疲れずに間違いを起こしにくいような創意・工夫を機械側に求めるようになりました。つまり、人間が機械を運転・操作する場合、間違い・

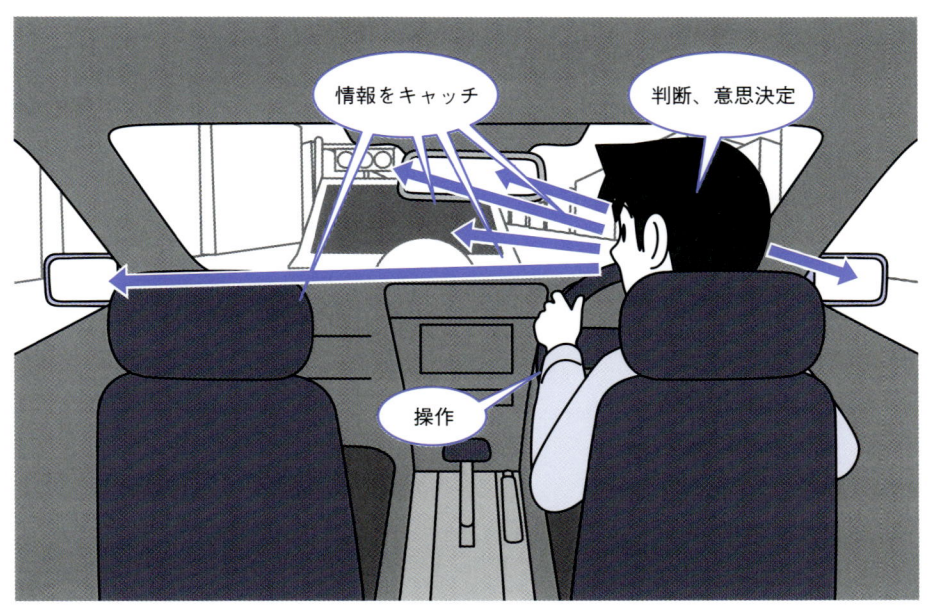

図1-1　運転中の情報キャッチと人間工学

ミス・エラーのないような操作装置（自動車であればアクセル、ブレーキ、ハンドルなど）の配置です。そして、人が触れて動かす装置類の形状や大きさを人間に合わせるようなデザインを行うようになりました。こうした考え方で発達した学問分野が人間工学です。

❷ 自動車には人間工学の要素がギッシリ ⋯⋯⋯⋯⋯⋯⋯⋯⋯⋯⋯⋯⋯⋯⋯⋯⋯⋯⋯⋯

　自動車を運転する人であればわかるように、まずはシートの座り心地のよさが気になります。この座席のデザインは、見栄え、座り心地、長時間座っていても疲れない、座高や背もたれ角度などが考えられます。人間に好まれる椅子を作るために人間の肉体的、精神的、生理的要素を考慮して作らないとよい椅子は生まれません。また、運転中に車外から受ける情報は、信号機、道路に描かれてある幅広の白線や黄色線、左右前後を走る他車との相対位置などの情報も運転には必要です。**図1-1**はこうした情報をドライバーが直接あるいはバックミラーやサイドミラーを介して受け取る様子を示します。上記した信号機、路上の線、バックミラーがよく見えなければ事故を起こす可能性は高まります。事故を防止するため、信号機の色や輝度、路上の線の見えやすさ、バックミラーに映る他車との位置関係などを見間違いしないように工夫したり、その工夫を実現する装置を開発したりする分野にも人間工学は活躍しています。

　図1-1に見えるハンドルのサイズ、握りやすいクラッチの太さ・形状、図では見えませんがアクセル・ブレーキの配置、バックミラーやサイドミラーのサイズや取りつけ位置、速度メーターの大きさや指針サイズ、目盛付けなどドライバーに必要な要素はたくさんあります。こうした装置類を見たり操作したりするドライバーにとって、見誤らない、操作ミスを犯さないような工夫がいたるところになされています。自動車の運転に必要なこうした装置類のデザインを行い、

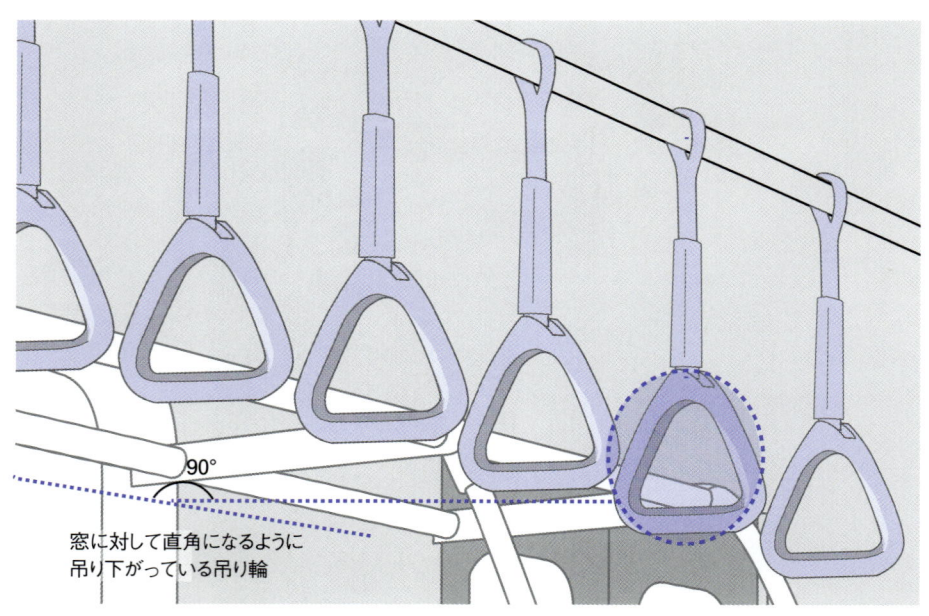

90°

窓に対して直角になるように
吊り下がっている吊り輪

図1-2　吊り輪の人間工学

製作する分野も人間工学なのです。このような人間工学的になされた成果のおかげで現在ある安全で安心できる自動車が大量に製造されているのです。

❸ 優しくしかも疲れない電車の吊り輪の工夫 ……………………………………

　もう1つわかりやすい人間工学の典型例を示します。それは、最近電車で見られる**図1-2**の吊り輪です。手で握る部分は丸形と三角形があります。それらの握り部は、かつては窓に水平に吊り下げられていました。それが、最近では窓に直角になるように吊り下がっています。その違いは、後者のように窓に直角に設置されているなら、乗客が掌を広げ片手を上げたとき、吊り輪の部分をすぐに握れるようになっています。そうでない場合は、片手を上げ、それから掌を90°回転させてから吊り輪を握ることになります。古い形式の電車の吊り輪は窓に水平、新しい電車の吊り輪は窓に直角になっていますので確認してください。こうした人間にとって優しくしかも疲れない工夫が人間工学の応用なのです。

❹ 自身が行える工夫や改善も人間工学の応用 ……………………………………

　以上は人間能力の特性・特徴を考慮して新しく物を作る場合に関係する人間工学の例です。では次に机や椅子、あるいはパソコンなど既製品を使っている場合の人間工学を考えてみましょう。

　机に向かって勉強する場合、机が低く椅子が高い場合は猫背になります。この状態を長時間続けていれば脊柱障害を被ります。このような場合は、椅子を低く調整し正しい姿勢が保てるような工夫が必要です。また、机上の本やノートの文字や絵が見えにくかったら照明器具の位置を変えるか天井の照明器具と机の位置関係を変える必要があります。**図1-3**に示すように机上のパ

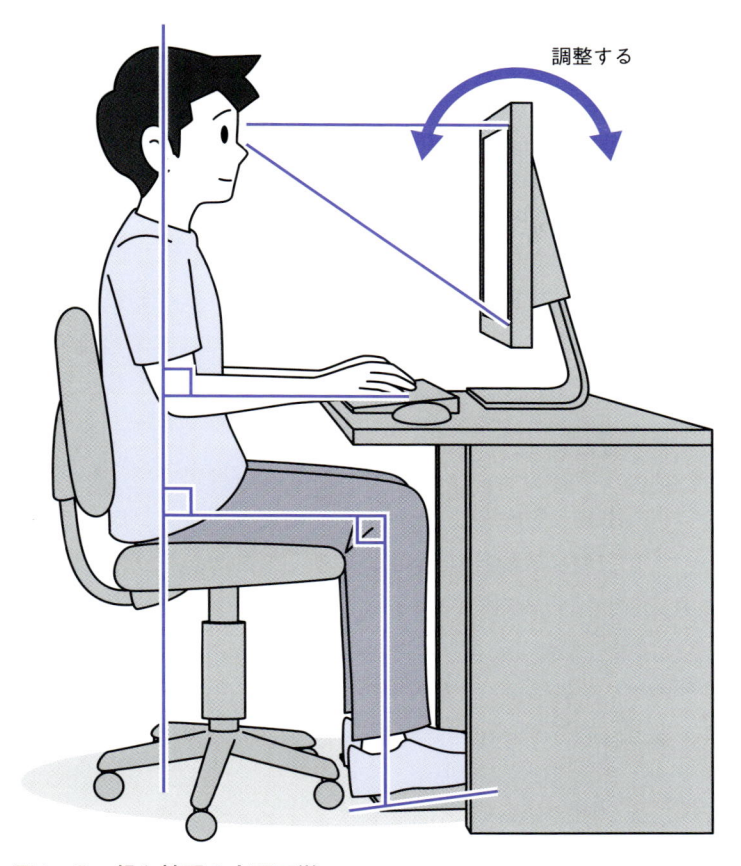

調整する

図1-3　机と椅子の人間工学

ソコンを使うようなら、そのパソコンのディスプレイが適切な目線上にあるかどうかを考える必要があります。

　目の高さの水平線から下方に13°〜15°の位置にディスプレイがあれば長時間使っていても疲れないという報告があります。このような場合、パソコンが低めなら台や厚めの本のようなものをパソコンの下に敷いたり、高めなら椅子の高さを調整する工夫を行うのです。こうして自身が行える工夫や改善も人間工学の応用なのです。

❺ 優先席に人間工学を生かしさらなる工夫を

　以上述べたように、乗り物のような機械類なら安全で操作しやすい創意・工夫が必要です。乗り物の乗客の立場に立つならば、車内に立って安定を保つための吊り輪の配置、あるいは座席の座り心地に人間工学の活用がみられます。さらに色分けしたり座席にくぼみをつけたりして7人がけの座席にちゃんと7人が座れる工夫がされています。お年寄りや障害者のための優先席にも座席の背もたれや窓に"優先席"と書かれてあります。また、座席の色、吊り輪の色で優先席であることがわかるような工夫もなされています。このような工夫は、お年寄りに席を譲る機会を与える人間工学的工夫であって、間接的な人間工学の応用なのです。

看 護の人間工学をハードウエア面からみる

❶ ハードウエアとソフトウエアの意味

それでは、看護に関する人間工学を物（ハードウエア）の面から考えてみましょう。ここで、ハードウエアという言葉は実態のある物のことをいい、例えば、机とかベッド、あるいは鑷子とか体温計というように目で見える物のすべてをハードウエアといいます。

その一方で、よくソフトウエアという言葉も使われています。こちらは、目に見えないもの、つまりコンピュータで使われているワードやエクセルというプログラムのことをいいます。このように考えると手順とか文章の中身、あるいは音楽や映画のストーリーのようなものもソフトウエアです。

図 1 - 4 は CD プレーヤに CD を挿入し、いままさに音楽を聞こうとしているところです。この図で見えるプレーヤと CD はハードウエアです。スイッチを入れると音楽が流れてきますが、その音楽はソフトウエアなのです。映画館あるいはテレビで映画は目に見えるではないかといいますが、その映画の 1 コマずつ写っているフィルムは目に見えますからハードウエアです。しかし、その中身、例えば『ローマの休日』という映画のストーリーは物としては存在しませんからソフトウエアなのです。また、映画を録画してある DVD（録画メディア）その物はハードウエアなのですが、その中身である映画『ローマの休日』というストーリーは、ソフトウエアなのです。よく「コンピュータ、ソフトなければただの箱」といわれます。いくら高級なコンピュータであってもソフトウエア（省略してソフトと呼ぶ）がなければ仕事をしないただの箱なのです。私たちが 3,000 円もだして名画がおさめられている DVD を買うことがありますが、それは DVD の中に収録された映画のストーリー（ソフトウエア）を買うのです。DVD というプラスチックの板だけ

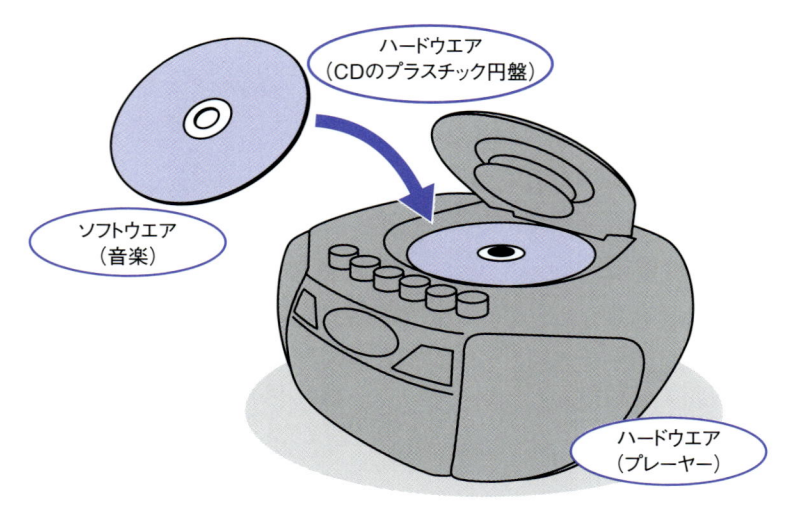

図 1 - 4　ハードウエア（プレーヤー）とソフトウエア（音楽 CD）

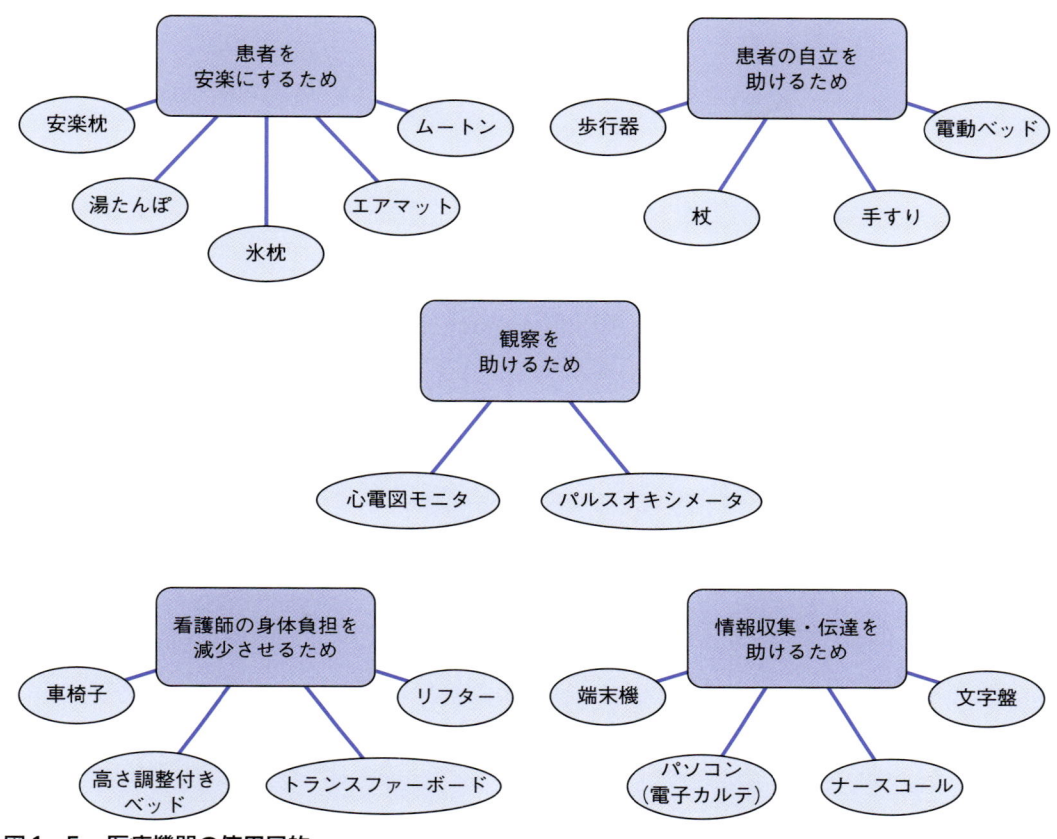

図1-5　医療機器の使用目的

なら100円以下で買えるのです。コンピュータのソフトウエアは、高いもので何十万円もするものもあるのです。したがって、ソフトウエアがいかに大切かということがわかります。

　以上、ハードウエアとソフトウエアの話しを簡単に説明しました。**図1-5**は、医療機器（ハードウエア）の使用目的を示します。機器の中にコンピュータが入っているものもあります。そのコンピュータには、機器の動作開始・停止、動作手順、設定や測定結果などの表示、機器の動作に必要な指示・命令などを行わせるためのソフトウエアが組み込まれています。最近はスマートフォンで音楽を聴けるようになりました。そのスマートフォンはハードウエアで、WEBからダウンロードされる楽曲データはソフトウエアなのです。

❷ 医療機器でもソフトウエアが重要

　看護師は物を作るわけでありません。医療機器・器具という物（ハードウエア）を扱ったり使ったりする立場ですので、その医療機器・器具の使い方を間違がわないで使い、誤りを起こさないように十分気をつけなければなりません。患者の生命を守るためには「人工呼吸器」「自動体外式除細動器（AED）」「吸引器」が、治療のために「ネブライザ」「輸液ポンプ」「牽引療法器」、患者の身体を調べるために「体温計」「血圧計」「聴診器」、患者の生活を補助するため「ベッド」「床頭

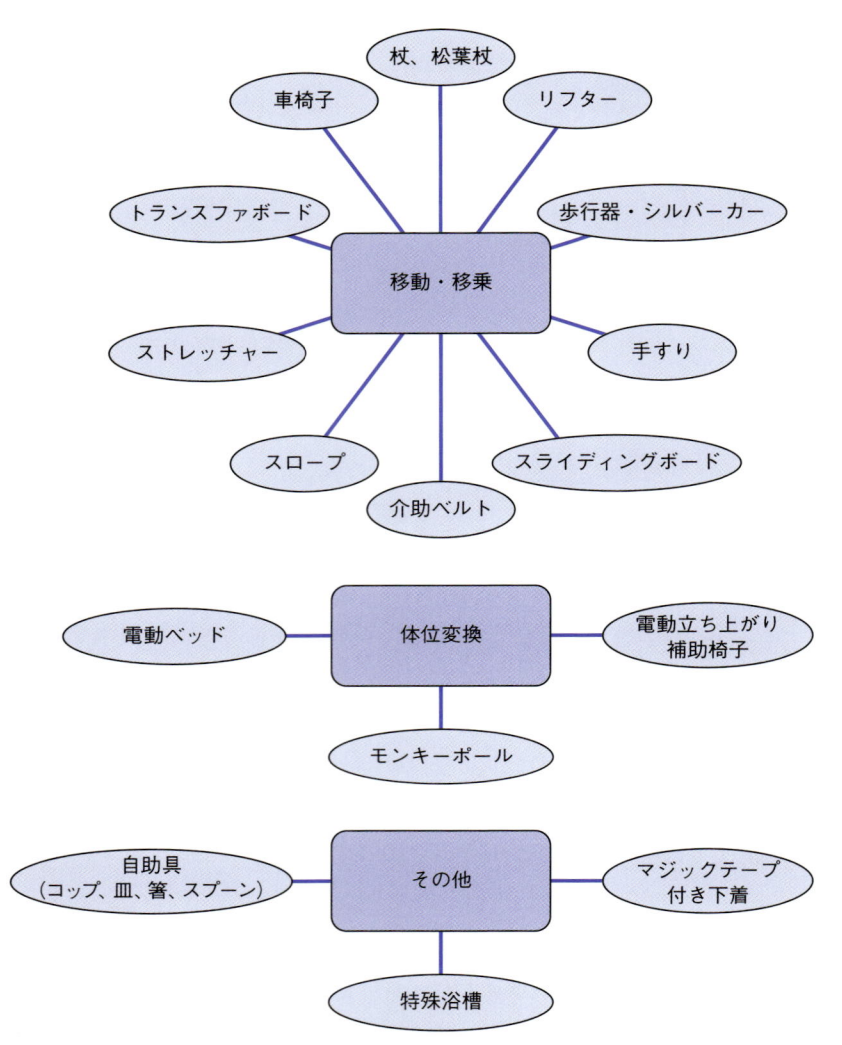

図1-6　看護師・患者の動作を支援する補助具

台」「車椅子」などたくさんの医療機器があります。このほかにも医療機器・用具の主なるものをまとめると**図1-6**のようにいろいろあります。

　ここで示した医療機器・用具は、使ってみるとわかりますがとても使いやすく、また、医療機器の設定目盛やダイヤル配置はよく考えられています。このように見やすくて見間違いのない、使って安全な仕組みをよく考えて作ってあるところに人間工学が応用されています。

　ベッドの高さや背上げをリモコンスイッチでできるギャッチベッドは、安全で使って便利なように創意・工夫がなされています。しかし、ベッド柵に片腕を入れたまま背上げすれば、大怪我をすること間違いなしです。ベッド本体やリモコンスイッチはハードウエアです。このベッドの取り扱いや注意事項が書かれたマニュアルが必ずあります。つまり、取り扱い方法や注意事項という情報です。マニュアルそのものは紙で作られていて"ハード"ではありませんが、その紙は

ハードウエアの仲間です。ところが取り扱い方法や注意事項は、文章で書かれ実体がないので前述したようにソフトウエアなのです。このソフトウエアの中身である取り扱いや注意事項を守らないと事故にいたるので、ベッドというハードウエアも大切ですが、それを扱う方法や注意事項などのソフトウエアもとても重要なのです。

このように考えると医療機器としての簡単な装置（ハードウエア）であっても、その取り扱いや注意事項（ソフトウエア、情報）は非常に重要で、そのソフトウエアを無視（よく読まず理解しない）すると大事にいたりますので十分な注意が必要です。

さて、ハードウエア（目に見える物）とソフトウエア（目に見えない情報）について理解できたところで、次項で看護の人間工学をソフトウエア面からみてみましょう。

看 護の人間工学をソフトウエア面からみる

❶ 情報伝達の方法にも人間工学がかかわっている

前項でハードウエアとソフトウエアの意味が理解できたと思います。ここでは、看護のソフトウエア、つまり看護師・患者の姿勢や動作にかかわる情報について考えます。

姿勢の構え方や患者を移動・移乗させる方法は、ソフトウエアの範ちゅうに入るでしょう。映画ストーリーの一場面ではないのですが、ベッド端で前傾し患者のケアをする看護師の姿勢を考えたとき、その姿勢は一瞬で、次ぎに同じ姿勢をとるようにお願いしたとしてもその姿勢は前の姿勢と完全には一致しません。腰痛を発症した介助姿勢と同じ姿勢を次の患者介助の際にとったとしても腰痛が起こるとは限りません。しかし、腰痛を起こす危険性は相変わらずあります。ですから、腰痛を起こしやすい姿勢であるということの記述はできます。つまり、ソフトウエア的に記録に残すことはできるのです。

図1-6に看護師・患者の動作を支援する補助具を示しました。いずれの補助具も急に見せられても、その使い方はわからないかもしれません。そこで、取り扱い説明書というソフトウエアが必ず必要になるのです。この取り扱い説明書の紙質や体裁がいくらよくても説明する文字が読みにくく、意味がくみ取れないようなら、簡単な補助具といえども希望するようには使えないことになります。

ある補助具を先輩ナースが後輩に言葉で説明するシーンを考えてみましょう。このとき、先輩ナースの説明で、話す言葉が小さく不明瞭で、しかも話す言葉の意味もわかりづらいとするなら、簡単な補助具といえども後輩にその正しい使い方は伝わらず事故を起こす可能性があります。

紙による説明でも言葉による説明でも、このように他人（後輩ナース）に情報を伝えることができないなら、人間工学的に情報伝達のしかたを改善すべきなのです。これまで述べてきたように上手な情報伝達を行う手段を考えることも人間工学なのです。

このような例は、看護師にとって重要な申し送り（引き継ぎ）にも役立つのです。それは、自分が勤務していた後を引き継ぐ看護師が、前勤務帯の患者情報を正確に理解し、看護が継続でき

るようにするためです。この重要な"申し送り"が不十分ならどうなることかは明らかで、引き継がれた側の看護師の患者ケアはスムースに行われないことが想像されます。このような申し送りは、文章と口頭で行われるでしょうから、前述の補助具の取り扱い説明や先輩から後輩への口頭による説明と同様に重大な問題が発生するおそれがあります。このような訳で、情報伝達の方法にも人間工学がかかわっているのです。

❷ ソフトウエアがなければ使い物にならない

図1-7は、人間工学がかかわる人間の能力を拡大する物のリストです。手ではさめない小さな物をはさめる鑷子、聴けない心音が聴ける聴診器、手で切れない布が切れるハサミ、持てない物を持ち上げることができるリフターなどいろいろあります。さらにその範囲を広げると、人間

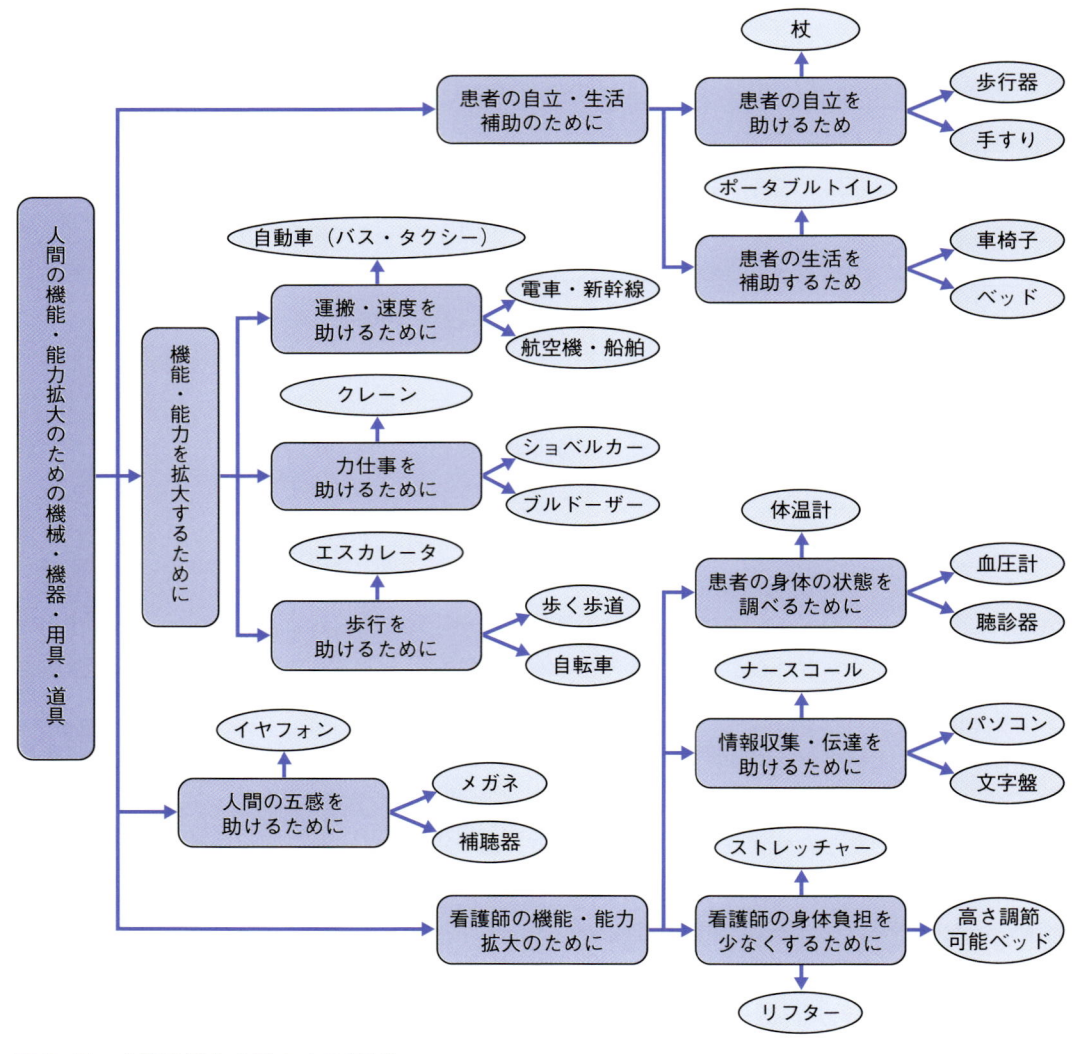

図 1-7　人間の能力を拡大する"物"

が歩く速度を補う自転車、自動車、電車があります。さらに、持てない荷物や重量物を持ち上げることができるショベルカー、クレーン車、ブルドーザーなどがあります。これらの物はすべてハードウエアです。しかし、いくら高級なハードウエアがあっても前述したように、ソフトウエア（取扱の説明）がなければ、使い物にならないことは理解できるでしょう。

　ハードウエア的に鋭い角は丸めるとか、扱いにくいハンドルや見にくい指示装置は改良するとよいのです。使いにくい機器、道具類は人間工学にデザインすることはできます。しかし、それらの機器や道具を操作する、あるいは動かす場合には、これまで述べてきたソフトウエア、取り扱い説明書、注意書きなどが完備していない限り、望むようには操作したり動かしたりすることはできません。

　看護にかかわる医療機器も同様で、いくら立派な機器であってもそれを動かすための説明が不十分では、よい医療機器とはいえません。とくに、近年はコンピュータを内蔵した医療機器が多いので、その取り扱いは難しく複雑になっています。そのときに取り扱い説明書や業者の口頭による説明が不十分であるなら、たとえ高額なすばらしい医療機器であっても、患者に悪影響を与えかねません。

　以上、本章では人間工学の意味を理解するための解説をしました。次章からは、具体的な人間工学の応用について述べます。

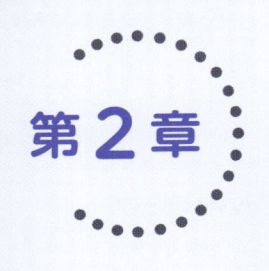

第2章 看護の創意・工夫と アイデア創出

　人間工学は、安全で使いやすい物をデザインし作り上げ、その物を使う人の安全・安楽をも考える分野です。看護の分野においては、聴診器、注射器、体温計、血圧計のような物を使います。その物は患者の治療・看護のために使われ、しかも患者の身体に触れるような物ばかりです。とすれば、生活者が使う一般的な物と異なり、看護で使う物は使い方を誤ると患者の身体に障害を与えるかもしれません。こうした物は既製品であって、扱い方さえ間違えなければ、問題は生じません。

　ところが看護業務には生活援助も含まれ、そこでは身体不自由な患者の体位変換や移動・移乗も含まれます。さらに自身で移動できない患者に対しては、例えばトイレや診察室まで誘導することもあります。そのとき、患者が歩ければ一緒に移動しますが、場合によっては歩行器や車椅子を使っての移動もあります。

　以上のことを考えると、状況が変わる患者の生活援助・支援に対応するためには創意・工夫が常に要求されます。そのとき、とっさの判断による工夫もあれば、少々時間をかけて創意・工夫をする場合もあるでしょう。こうした創意・工夫は、それを考え応用する対象が患者という人間ですので、人間工学的に解決する方法がいちばんよいのです。

看護とアイデア

❶ 看護にちょっとした工夫を

　看護師は安全・安楽に患者をケアすると同時に、患者の日常生活援助も行います。そのとき、用具や機器を使わずに直接介助することもあるでしょう。そのような場合、患者のどの部位を持って力を入れるとよいのかなど瞬時の判断が要求されます。ベッドから車椅子へ移乗介助するような場合にはスライディングボードを使うかもしれません。そのとき、ベッドの高さのほうが車椅子より低いようなら、傾きがあるため車椅子への移乗に対し大きな力が必要で負担は大きくなります。しかし、ベッド高さが変えられるなら、ベッドと車椅子を平行になるように高さ調整を

行ってから、車椅子へ患者を移乗させると比較的楽に移乗できます。こうした、ちょっとした工夫も人間工学的な発想なのです。傾斜しているスライディングボード上の患者に力をかければ滑らせ移乗させることはできます。しかし、その移乗は看護師にとって大きな負担になります。

❷ KJ法で創意・工夫

　看護は、扱う対象が物ではなく、病をもった患者という人間です。人間の部位は動くので今ある姿勢、動作は次の瞬間には変わります。看護師はその人（患者）がおかれた現状に合わせた介助の工夫が必要です。看護ではこのような工夫、アイデアがいたるところで要求されています。

　例えば、ある患者はよく転んでしまう傾向があるとか（**図2-1**）、ベッドからすぐに転落してしまう（**図2-2**）などです。こうした患者のために何か工夫を考え、転ばないようにあるいはベッドから落ちないような創意・工夫をしなければなりません。

　そこで、KJ法というグループ分けの手法を使い、要求される創意・工夫のアイデアをたくさん出すとよいのです。そこに出てきたアイデアを整理・整頓することによって解決の糸口がつかめます。ここではKJ法についてその原理の概要と実践について説明します。

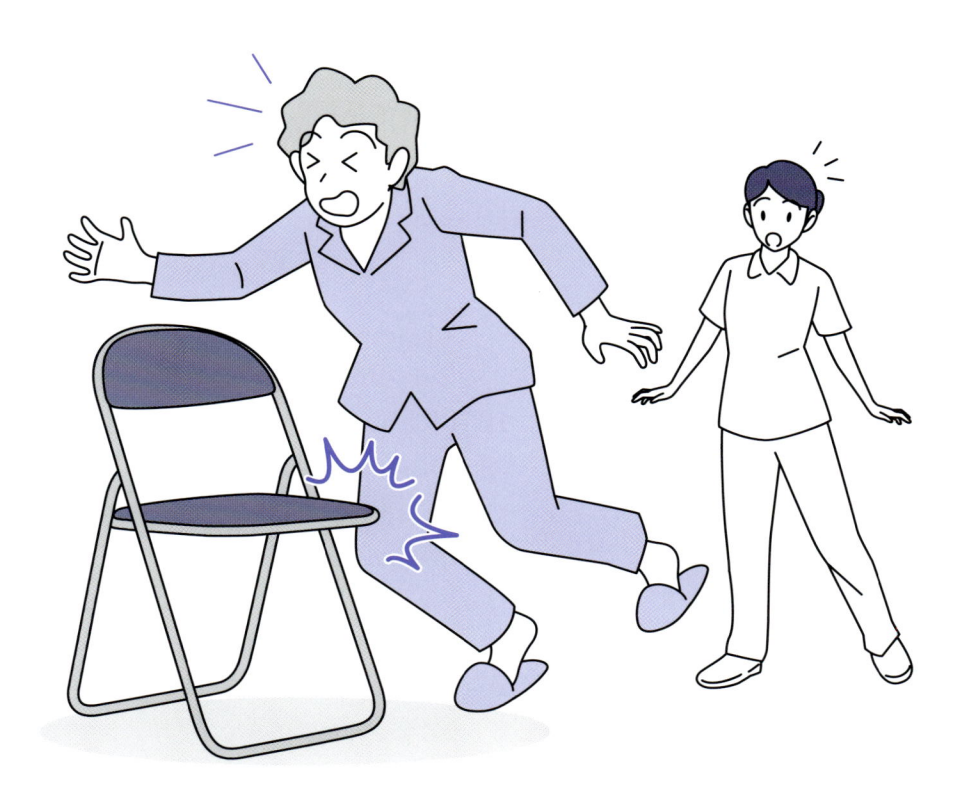

図2-1　物にぶつかり転ぶ

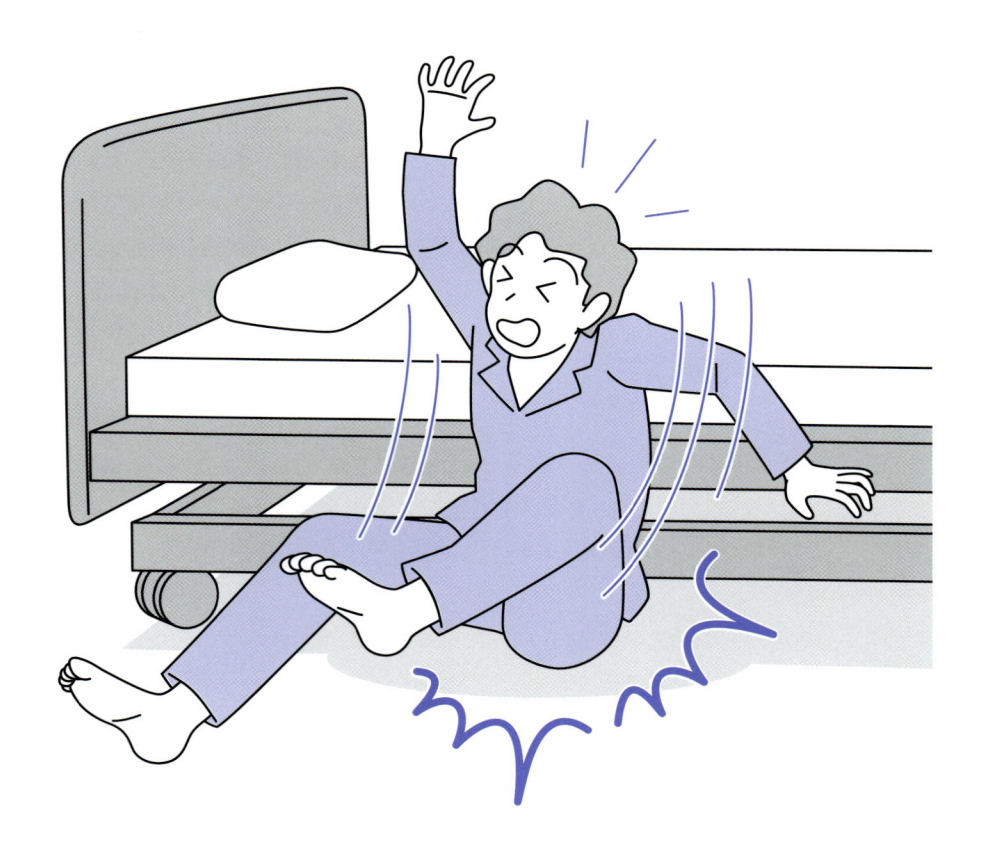

図2-2　ベッドからずり落ちる

❸ KJ法とは

　まず、KJ法とは何かということを説明します。KJ法の「K」と「J」は文化人類学者の故・川喜田二郎氏の頭文字をとった情報の整理・整頓方法です。このKJ法では、アイデアや意見に関するデータ（情報）をカードにまず記述し、そのカードをグループごとにまとめて、図解化し、報告書や論文に仕上げていきます。KJ法は、筆者が1980年前後に川喜田二郎氏からの依頼でネパールへの技術援助（川の流れのエネルギーで川を渡れる自然力ボートの開発研究）を行ったとき、直接教えていただいた手法です。このとき、東京工業大学元教授の森政弘氏の助手をしていた関係で森氏、川喜田氏らとよくKJ法を使い、自然力ボードのアイデアを出しあい、そのボートの開発研究を行いました。最終的にはネパールのスンコシ河に自然力ボートを設置したという懐かしい想い出があります。そのとき、川喜田氏から開発した自然力ボートは水牛2頭を乗せ100mほどの川幅を渡れるようにすることとおっしゃったことが印象に残っています。2頭は無理でしたが、1頭は乗せられるボートを完成させ実用に供しました。それ以来、KJ法を覚え、海外視察の折り、論文執筆の際にKJ法を応用し、それなりの成果を得てきました。

看護における創意・工夫とKJ法

❶ KJ法で何ができるか

　次ぎにKJ法を使うとどんなことが得られるかを簡単に紹介しましょう。KJ法がふつうに応用されている分野は以下のとおりです。

①論文、レポート、宿題のまとめ
②製品開発のための各種アイデア抽出
③研究の手段や方法のアイデア抽出
④作業分析・手法・手段などを明確にする
⑤旅行記をまとめる
⑥海外視察をまとめ報告書を作成する
⑦国内外技術支援・援助の際の手段や方法、その支援報告書のまとめ

　これらの他にも私たちの生活空間にはいたるところに問題やほしいアイデアは山積されているでしょうから、そこへのアプローチや手がかりに活用できます。

❷ 看護の分野でのKJ法活用

　次ぎに、看護の分野でのKJ法活用の可能性について考えてみましょう。看護では、大病院の組織の問題から医師・看護師などそこで働く職員の諸問題があります。ここでは、看護師が直接かかわるベッド周りで発生する諸問題や患者を安楽に看護・介助するための問題解決についてKJ法がどのようにかかわるか、あるいは役立つかについて以下のように考えてみたいと思います。

①病室環境で気がついたこと
　病室改善・修繕などの提言をする
②患者容態で気がついたこと
　毎日の観察で気づいた異変などをカード化し看護に役立てる
③患者の日常生活観察
　患者属性を間接的に聞き、それをカード化し看護に役立てる
④使用物品の不具合
　病棟で使う医療機器や器具の不足や不備をまとめる
⑤起こしてしまった事故や失敗
　ヒヤリ・ハットなどの記録およびそのまとめ
⑥同僚との意見交換
　勤務態勢や労働環境などの意見を交換しカード化する

⑦ベッド周りで気がついたこと

　患者に不便はないかなどを記録しカード化する

⑧病院外での出来事

　自身の行動や見聞きしたことをカード化する

⑨生活環境改善

　生活環境が正常かどうかを知るために、周辺を見渡し問題点を洗い出しその改善のアイデア
をカード化する

⑩勉強のやり方改善

　睡眠時間や学習時間、余暇の過ごし方などを議論しカード化する

⑪実習のやり方

　実習時に思うようにノート記述ができないなら、カードにひと言記入する

⑫旅行記

　国内外の旅行記を書くために旅行計画、経路、旅の思い出などをカード化する。

⑬その他なんでもひと言メモをとりKJ法によるグループ分けをする

　以上、KJ法が活用できそうな例をいくつか列挙しました。看護の分野では、ケアの対象が人です。しかも、その人は老若男女、変化に富む病状、異なる人格・気質をもっていますから、物の世界でいう大量生産とはいかず、個別的な対応が必要になります。そのため、1人ひとりの患者に異なる対応をするために、各種の創意・工夫をこらす必要があります。1人で解決できないようなら、後述する複数人で行うブレーンストーミングを使い、出てきたアイデアをカード化し問題解決へ一歩前進されるとよいのです。

❸ ブレーンストーミングとKJ法によるグルーピング

　1人で報告書や論文をまとめるときには、表題からはじめ、何を目的にして書くのかを決め、その内容を思いつくまま何日かかけカードに記述していきます。アイデアを出すということを思い続けて、連日こまめにカードにアイデアを記述し続けていると、いつの間にか何十枚、何百枚とカードが貯まります。そのなかにはよいアイデアも含まれるでしょうから、それを後述するようにグルーピングし、表題をつけます。その表題をもとに各章で何を書くのかなどの構想を決め、見出し内容も上記のようにカード化し、そしてグルーピングしていきます。

　ところが、1人ではなく何人か共同でなんらかの問題を解決しなければならないような場合、あるいは共用施設の問題を解決するような場合は、ブレーンストーミングといって参加者全員が一同に集まり、話し合い、議論をします。そのなかから、問題解決のヒントや新たな問題が生じる可能性などを話しあい、カードに記述します。ただ集まって話しあいをすればよいのではなく、集まって話しあうときの原則があります。

　以下に、ブレーンストーミングとその原則について説明しましょう。

④ ブレーンストーミング

　図2-3に示すようにブレーンストーミングとは、小集団でアイデアを出しあうことによって連鎖反応や発想の誘発を期待する方法です。参加人数に制限はありませんが、5〜7名、場合によっては10名程度が好ましく、議題はあらかじめ決めておき、それをメンバーが周知しておきます。ブレーンストーミングを行う過程では、次の4ルールを守ることが要求されます。それは、よいアイデアがつぶされないようにするためです。

①出された意見に対して、批判しないこと
②自由奔放に意見を出しあうこと
③できる限りたくさんのアイデアを出すため、質より量を重んじること
④他人の意見に触発され連想し、それに自身のアイデアを加えて新しい意見を述べること

　以上の4つのルールに従うと、問題解決の糸口になるかもしれない思いがけないアイデアや意見が生まれます。それをカードに書きとめます。カードに記入する前に行うブレーンストーミング中はノートのようにカード以外の箇所にメモ程度に議論内容を書きとめておくとよいでしょう。20〜30分間の議論を終えた後、メモで書きとめたアイデアなり意見なりをカードに一斉に記入します。

　ここで議論の結果を書き込むためのカードについて説明します。使用するカードは、裏面にのりがついていて、剥がしやすいような付箋のようなカードを使うといいのです。しかし、付箋を白い大きな模造紙やA3用紙にグルーピングするときに貼った場合、カードの移動は便利ですがその後にコピーしたり保管したりする場合に取れてしまうおそれがあります。そこで、100円ショップで入手可能になったタックシールが便利です（**図2-4**）。これは、100円1束で、1シートにはラベルが6枚ついています。教室で40人クラスなら1人1シート（6ラベル）配布し、そこに自由なアイデア、貴重な意見を書いてもらいます（**図2-5**）。集められたアイデアや意見

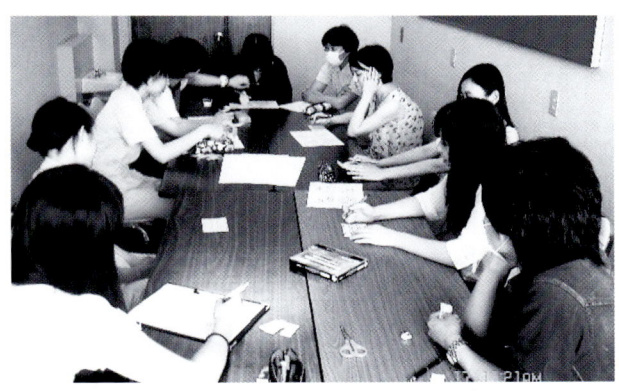

図2-3　小集団によるブレーンストーミング

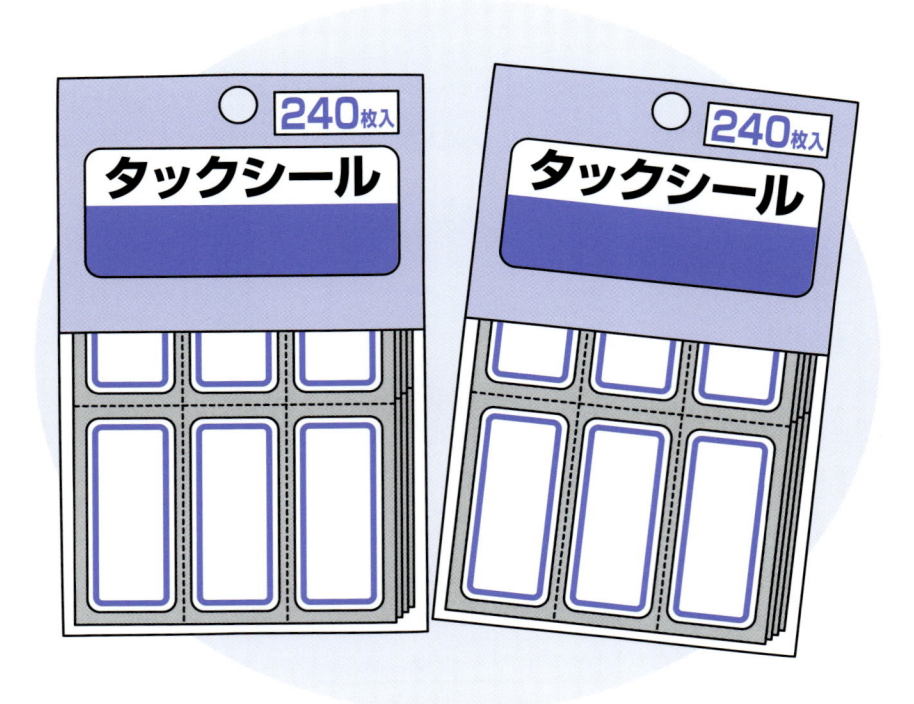

図2-4　100円ショップで手に入るタックシール

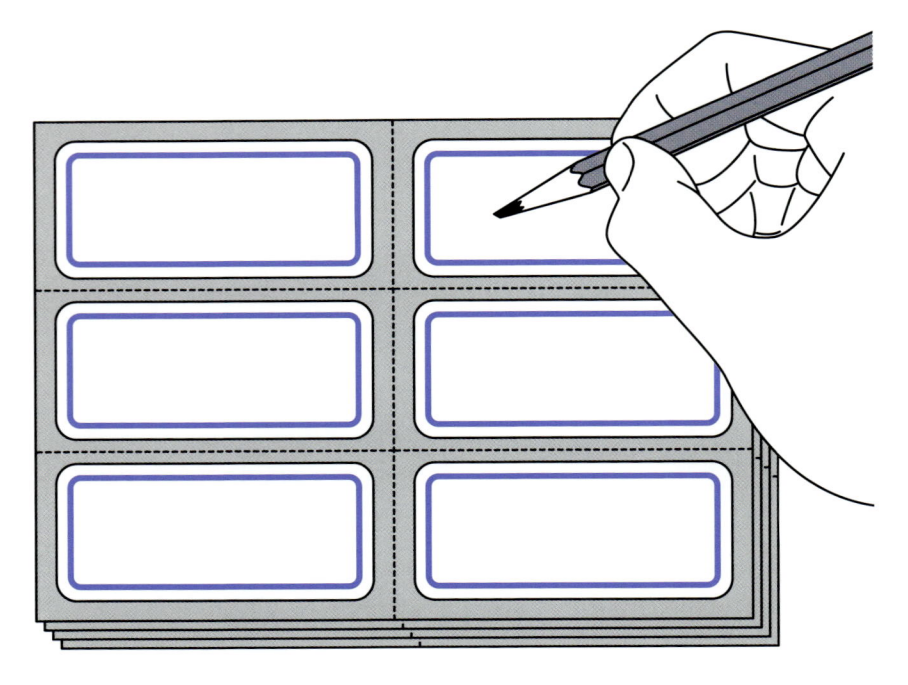

図2-5　タックシール（カード）に思いつきや意見を書き入れる

はとても貴重であって、100円で購入したカードがお金では買えないほどの値打ちがある宝物に変身します。

　以上のようにして書き終えたカードを集め、とりまとめ役が以下に述べる手法でグルーピングします。

❺ KJ法によるグループピング

　問題解決のための例として、議論のタイトルを「病室の見直し」とし、KJ法によるグルーピングを2人で行う例を考えます。**図2-5**の6枚のカードに記述した2人のアイデアカードは、ミシン目が入っていないのでハサミで点線部分を切り離します。この例では2人分の1シート（6枚カード）ですので、合計12カードあります。

　アイデアや意見などをまずよく読みます。読みながら、記述内容が近いカードをグループごとに集め、**図2-6**のように島作りし、枠で囲みます。**図2-6**の例では3つの島ができたので、

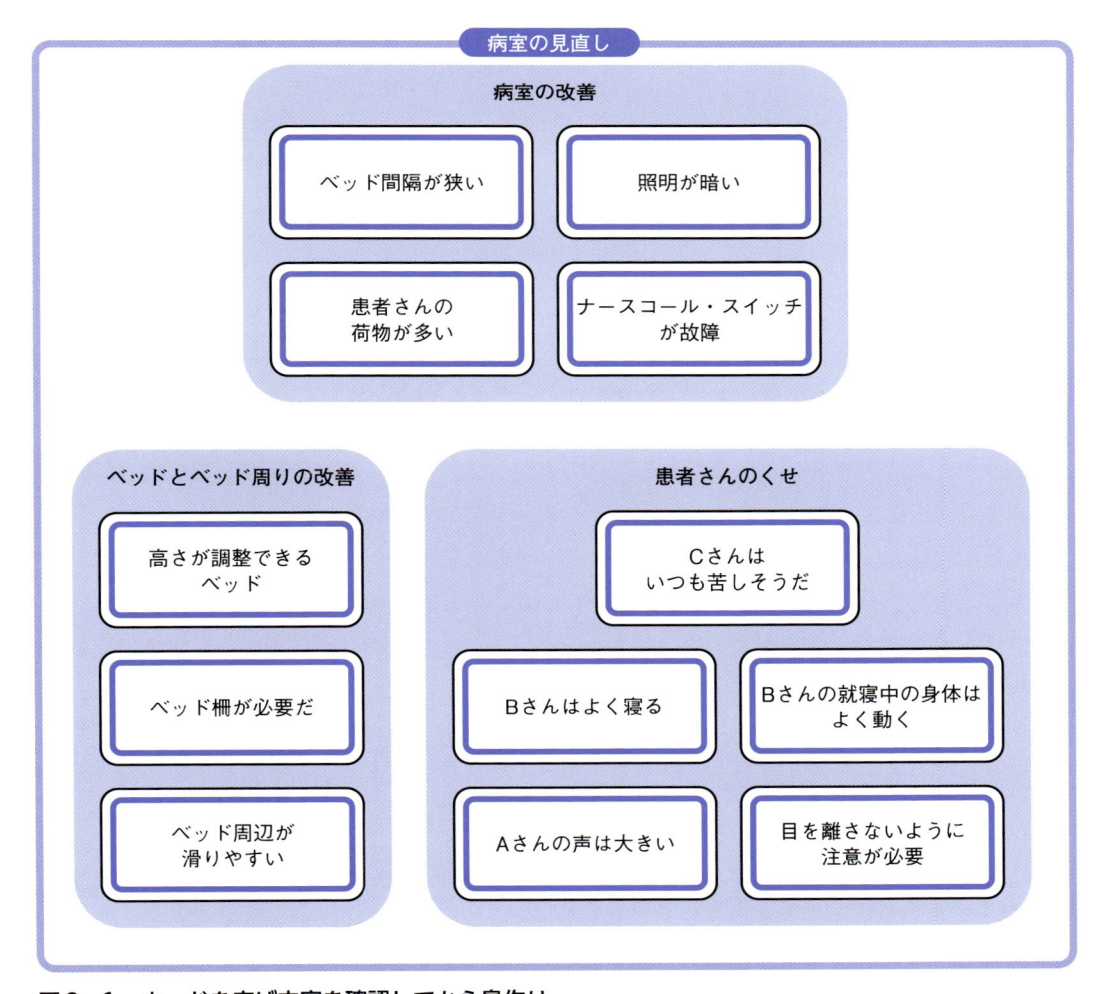

図2-6　カードを広げ内容を確認してから島作り

島を代表する名前をつけ島の上部に目立つように書きます。この例では、わずか12カードしか示せませんでした。実際に行うと100枚や200枚のカードがすぐに集まるので自然に島の数は増え、整理するのも大変になってきます。そこで、大きな模造紙を使ってグルーピングするとよいのです。ただし、カード数が少ない場合は、未使用のＡ３用紙あるいはＡ４用紙でグルーピングし、その結果を参加者全員にコピーし配布するとよいでしょう。そうすれば、参加した人はカードに書いた他の人たちの情報が入手、共有でき、全員で同じ問題を考えることができます。

　図2-6は説明の都合上カードが少ない場合の例を示しました。一般には、解決したい主題を柱に、たくさんのアイデアや意見が書かれたカードが出てきます。

　ここまでは、質的データのグルーピングでしたが、あらかじめブレーンストーミングのなかで1枚のカードに、例えば「携帯電話に月額いくら払うか」というような事項を盛り込んでおくと、参加したグループの月平均の携帯電話使用料が明らかになります。このような使用料は数値ですので、これは量的データといい表やグラフで表すことができます。

　カード数が多くなると図2-7に示すように島の数が増え、相互関係が見えはじめ、同じようなアイデアや意見がどのくらいあるかなどがわかってきます。ここまでで、問題解決の糸口が見えないようなら、議題を再度立て直してもう一度KJ法を実施します。

　このようなことを何度か繰り返していくと、問題解決の糸口がさらに見えてくるようになります。その後、もしも報告書を書く場合なら、作成したKJ法図解を見ながら文章を書いていきます。この最後の段階は少し大変ですが、何も行動を起こさず迷っているより、本質にかなり迫ることがでます。

　次ぎにKJ法を実際に行った事例を紹介します。

看護に関にするKJ法グループ分けの手法と実践例

　現場で抱える問題解決の糸口をつかむための創意・工夫やアイデア創出にKJ法におけるグループ分け手法が役立つことを述べました。そこで、ここではその手法と実践例を示します。

　実践した対象者は看護専門学校の1年生で実施時期は5月です。まだ、入学して間もない時期ですので、看護にかかわるテーマは難しいようです。そこで、全員がもっている携帯電話について、メリットとデメリットについてKJ法でまとめ、その意見を聞きました。カードは図2-4に示した6シートついているものの1シートを半分に切り、1人3カードを配布しました。テーマは「携帯電話の、①メリット、②デメリット、③携帯電話月額使用料とし、1カードに①②③を記述してもらいました。

　40人クラスでしたので、10人ずつ4つのグループに分かれて4つの部屋（教室、図書室、会議室、講堂）に分散し、ブレーンストーミングをまず行い、その後グルーピングを行いました。図2-8はそのときのグルーピングを行っている様子です。

　図2-9はＡ３用紙上でグルーピングを完成した例です。図のように島作りするとその分類がよくわかります。最初はメリットの意見が比較的多く出たようですが、話しあい考えているうち

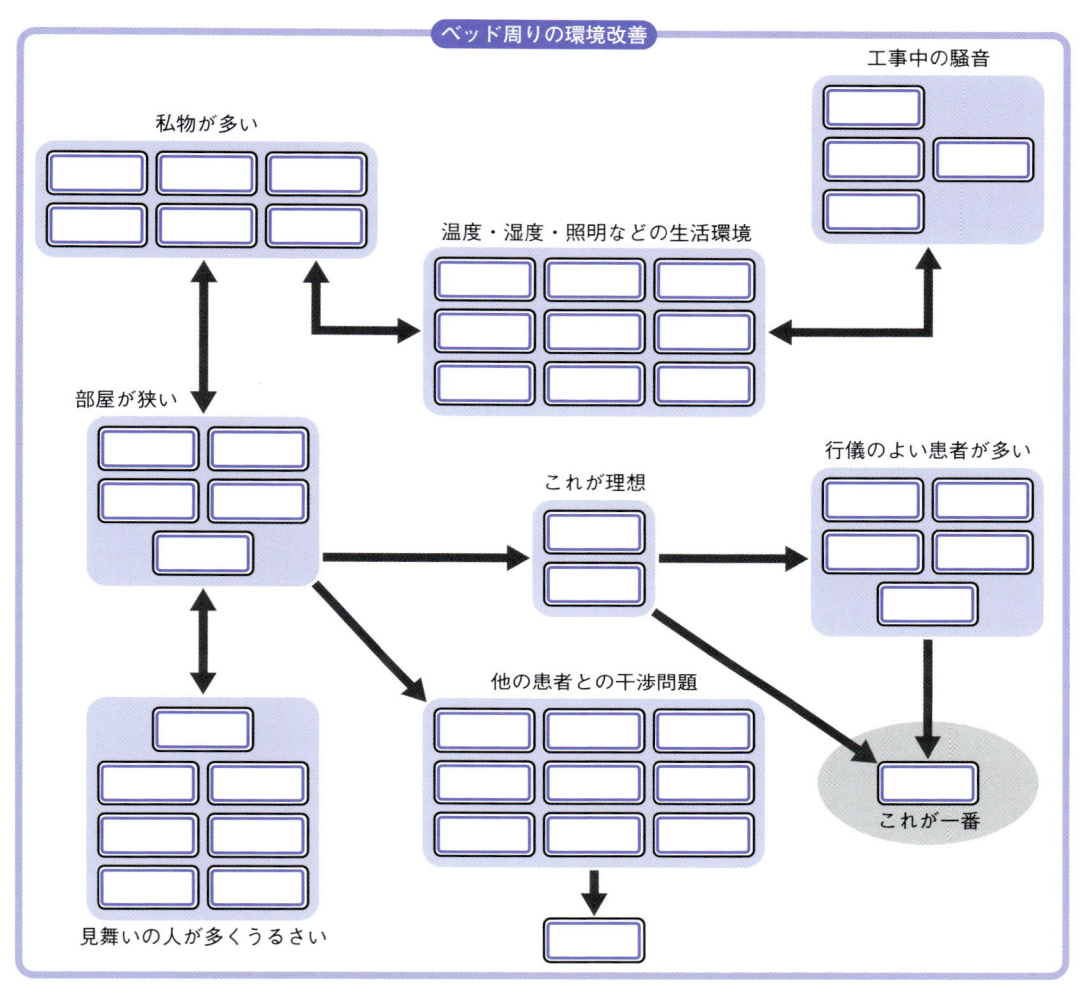

図2-7　ベッド周りの環境改善 (KJ法図解化例)

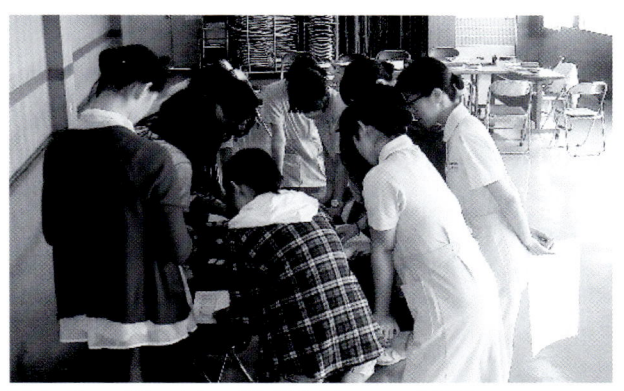

図2-8　グルーピング作業を行っている様子

にデメリットがメリットを上回るほどに出てきたようです。メリットとデメリットの代表的な例を5つだけ以下に示します。

〔携帯電話のメリット〕

・緊急時に役立つ。

・いつでもどこでも誰にでも連絡がとれる。

・電話機能に加え通信サービス（メール、
　情報入手、各種サイト、ニュース、音楽）
　が受けられる。

・遭難、災害時の救助依頼に役立つ。

・デジタルカメラとして使える。

〔携帯電話のデメリット〕

・お金がかかる。

・個人情報が漏れやすい。

・ながら電話で事故に通じる。

・人間性を失う。

・字が書けなくなる。

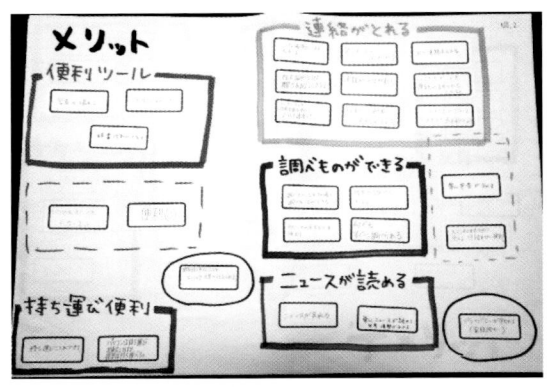

図2-9　携帯電話所持のメリット
（学生のKJ法の作成例）

　これらの他にもたくさんのメリット、デメリットの意見が出ました。当初、メリットのほうがデメリットより多く出てきたのですが、時間が経つにつれデメリットの意見のほうがメリット以上に出てきて意外でした。

　携帯電話のメリット、デメリットは質的データです。3枚のカードのうち1枚に月額の使用料金を書いてもらいました。これは量的データですので、**図2-10**に示すようにヒストグラムに表せます。このようなグラフを作成するなら、統計学の初歩が学べます。**図2-10**によると、平均月額使用料が約8,000円ですので学生にとっては決して安い金額とはいえません。携帯電話を持たなければ海外旅行へ毎年行けるかもしれませんし、学力・成績も上がるかもしれません。でもやっぱり携帯電話なしの世界は想像できないようです。

　最後に学生にKJ法によるグルーピングを行った感想を聞きましたので紹介します。

・KJ法の授業は、時間があっという間に過ぎ、夢中になれた。

・何をどうすればよいのか、どんな問題があるのか、何がいちばんよい解決なのかが見えやすい。

・KJ法は自分1人だけで考えるよりも大勢の意見がわかるので、自分の視点以外から物事を考えることができる。

・論点が格段にわかりやすくなる。

・人間工学でKJ法を学べてよかった。

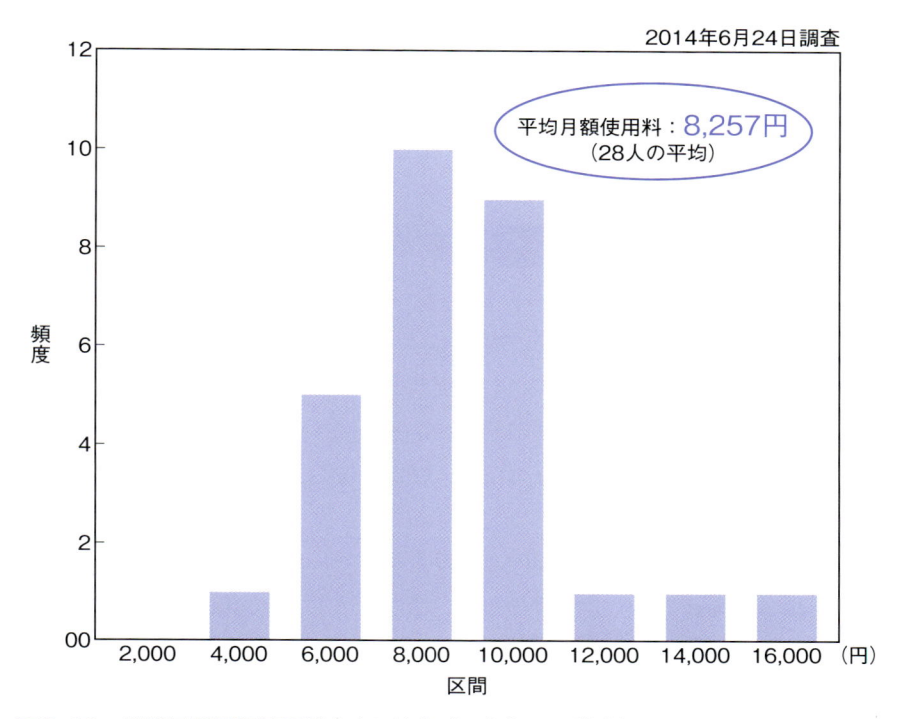

図2-10　携帯電話月額使用料金（KJ法作成に参加した学生）

　KJ法の講義を終えた間もない頃、他の授業で「がん告知」という難しい課題で行き詰まり、KJ法を思い出し、解決したという1人の学生よりうれしい連絡を受けました。早速、KJ法を応用し、難しい授業の課題解決に成果をあげた好例です。

　以上、KJ法によるグルーピングの初歩と実践の様子を述べました。KJ法グループ分類の視点として、考えられるグループ間の関係性づけ時の注意点は、以下のとおりです。類似性グループ分類は問題ないと思いますが、その他因果関係、時間の流れ、空間的な関係、機能的な関連、相互依存性、対立や矛盾（メリット・デメリット）、階層性（部分と全体）、テーマや目標などを考慮しながら、グループ分類する必要があります。ここに掲げた例にこだわらず、自由な発想も大事ですのでいろいろなグループ分類方法を考え、かつ試みてKJ法を楽しんでください。

　KJ法に関しては、詳しい内容が書かれた文献がたくさんありますので、ぜひ参考にしていただき、さらなる発展を願っています。

第3章

看護にかかわる五感と
センサについて

　五感というのは、人間から見て外界からの刺激によって生ずる感覚として視覚、聴覚、味覚、嗅覚、触覚の5つです。このほかにも感覚として皮膚には触覚、圧覚、痛覚、温覚、冷覚、振動感覚などがあります。こうした感覚があるお陰で私たち人間は安心して生活・仕事ができるのです。ところが、機械には感覚がありませんので、人間が機械に五感に相当するセンサを取りつけて、ロボットのような賢い機械を作り出しています。

　昔の機械には人間の五感に相当するセンサがありませんでした。人間が機械にとってのセンサ、つまり五感の役割を果たしてきました。そのため、昔は機械工とか旋盤工といって機械を操作する専門家（熟練工）がいました。しかし、専門家の数は減り、今ではロボットをはじめとし各種の自動機械が世に出回り人間が果たしていた役割を機械が担ってくれるようになりました。本章では人間の五感と機械のセンサの役割について説明し、現代医療機器の入門的な話しをします。

間の五感と機械のセンサのはなし

❶ センサのお陰で今の暮らしがある

　人間には五感をはじめいろいろな感覚器官があるので、**図3-1**に示すように外界からいろいろな情報を得て、それに基づき動作・行動を起こすことができます。

　鑷子や鉗子は簡単な医療用具です。人間が鑷子や鉗子を持ったとたんに、その人の触覚が機械でいうセンサの役割を果たし、力を適当に加えて物をつまんだり紙を切ったりすることができます。ここで、センサというのは、人間の五感に対応するような電子部品です。例えば体温計にはその先端にサーミスタという小さな温度センサが取りつけられています。サーミスタというのは、温度が上がると電気抵抗が変わる性質をもった半導体です。人間の肌にこの温度センサが触れると体温のためにセンサは暖まります。するとセンサであるサーミスタの温度も上がり、電気抵抗値もそれにつれて変わります。電気抵抗が変わるとそこに流れる電流も変わります。このようにして温度という物理量が電気量に変換されると、後はその電気信号をデジタル信号に変換し、

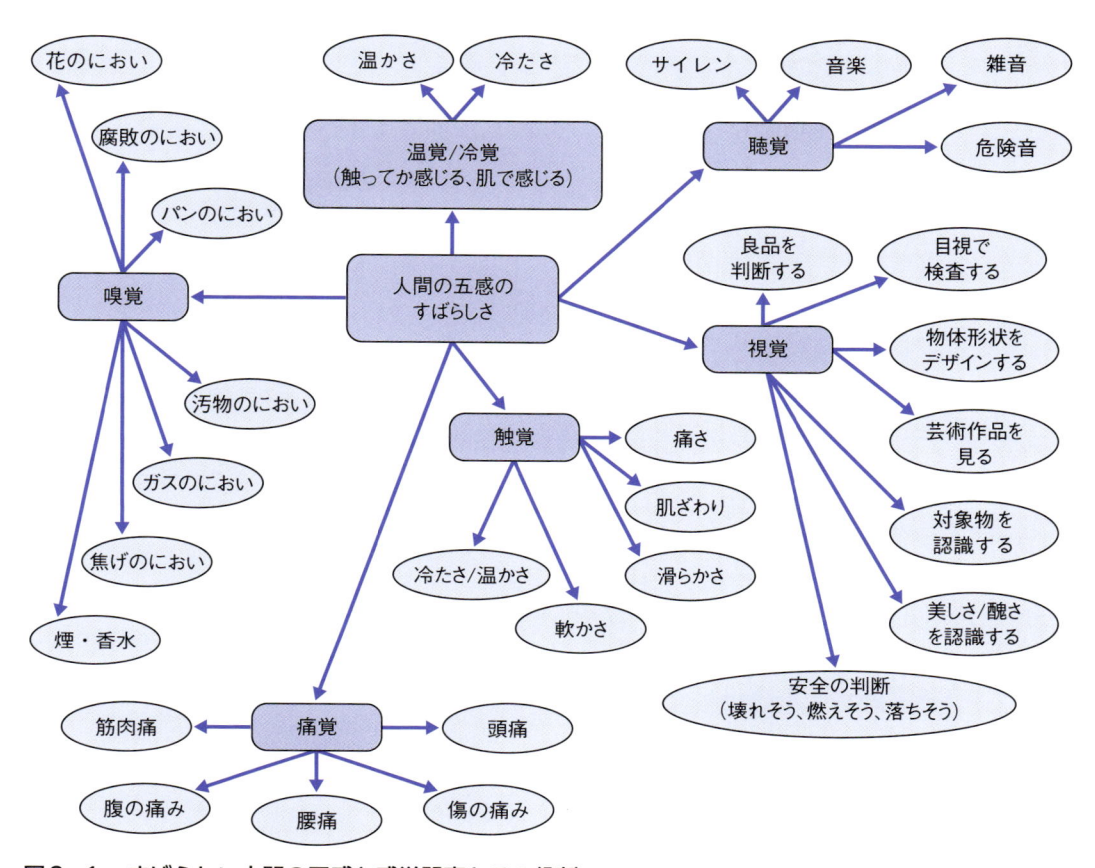

図3-1　すばらしい人間の五感と感覚器官とその役割

コンピュータ処理をして温度をデジタル量で表すことができます。

　以上は、温度センサについて説明しましたが、角度や長さ、変位、圧力、水位のような物理量を電気信号に変えるためのセンサもあります。このようないろいろな物理量を検出するために使われる電子部品を総称してセンサと呼びます。こうしたセンサがいろいろあるお陰で、私たちが家庭や職場で身近に使える携帯電話やDVDレコーダ、テレビ、照明、電子レンジ、洗濯機、電子ジャー、掃除ロボット、各種の医療機器が世に生まれてきたのです。

❷ 人間の五感と同じ役割をもつセンサ

　例えば、**図3-2**に示すように患者を持ち上げる場合には、視覚をはじめとし各関節の力感覚や角度感覚をフルに活用して持ち上げ姿勢を維持します。ところが、ロボットに患者を持ち上げるように指示してもそう簡単にはいきません。ロボットを賢くするには、人間の五感に相当するセンサをたくさん使わなければなりません。そうしないと、ロボットという機械は、動けという命令を受けると動くことはできますが、その動きをどこまで続ければいいのかわかりません。望ましいところで止めるためには肩関節や肘関節の角度が測れる角度センサが必要なのです。

　図3-3は人間形ロボットですが、このロボットの各関節すべてに角度センサが必要になりま

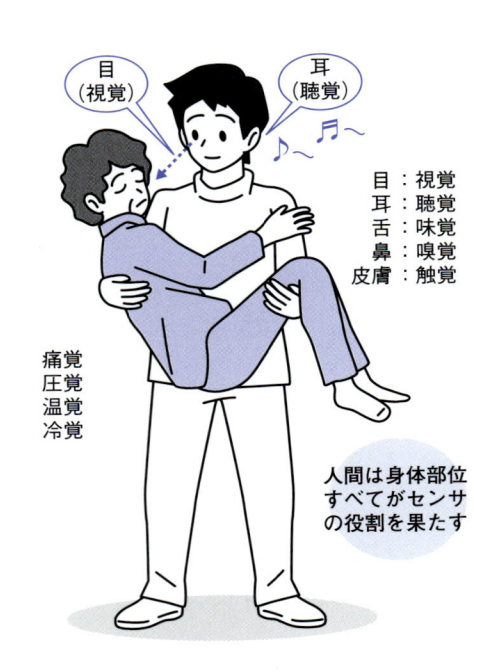

図3-2　人間の五感をフル活動させ患者を持ち上げ保持する看護師

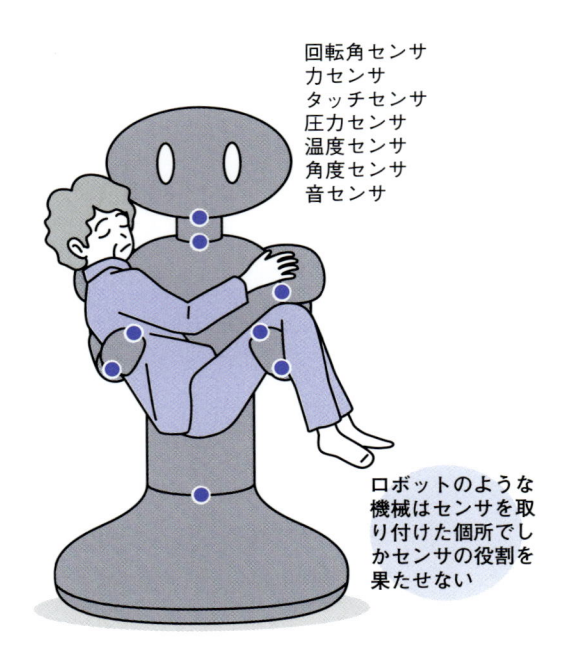

図3-3　機械（ロボット）の感覚は点在させて設置した力や変位・角度センサ

す。また、重い患者を持ち上げる場合は、手や腕の部分に力（荷重）センサが必要になります。
それは、重いから途中でやめるというような場合、力センサがないと力を出し過ぎてしまい、腕

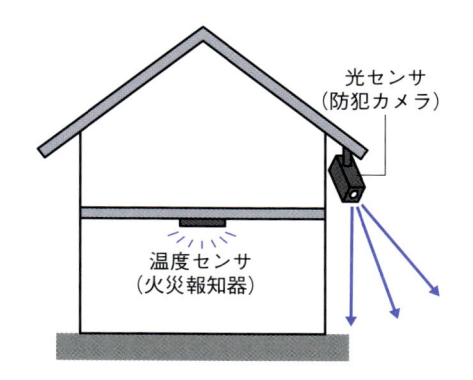

図3-4　火災防止用の温度センサと防犯用の光センサ

や手を壊してしまうことになります。力センサがあれば、重すぎるので途中でやめるという判断をさせることができます。

　ロボットに腕をのばして、机上のコップを持つような命令が出たとします。ロボットにセンサがなければ、何度腕を持ち上げたのかはロボット自身にはわかりません。そこで、肩関節や肘関節に腕を上げたことがわかる角度センサを取りつけると、腕60°、肘90°だけ上げる、といったコンピュータからの司令に対し、ロボット上腕は60°、前腕は90°持ち上げ、そこで止まるのです。

　さらに机の上にあるコップを把持するためにはロボットの指に力センサを取りつけておかなければなりません。そうしないと、ガラス製のコップであれば力加減がわからずに割ってしまう可能性がありますし、紙コップであればつぶしてしまいます。このようにロボットという機械にセンサを取りつけておかないと、位置決めや力加減がわからず、コップを持つことができないのです。

　図3-4は、家庭に取りつけられている火災報知器用の温度センサです。この火災報知器は温度センサと一体になっています。この温度センサがなければ、火災時に発生した高温度を感知できないので家は全焼してしまうでしょう。しかし温度センサがあるお陰で、火災報知器の温度センサが火災発生をすばやく検知し、非常ベルを鳴らし、かつ「火災が発生しました！」というアナウンスを音声で流すことができます。

　また、**図3-4**には防犯カメラも示しました。このカメラには光センサが入っていて、家の周りをうろつく不審な人影をカメラがとらえ画像として録画し、また、同時に音センサ（マイクロフォン）が物音をキャッチし同時に録音します。

　以上述べたように、センサというのはキャッチする物理量によって、温度センサ、圧力センサ、光センサと分類され、状況に応じて自動的に事柄を処理するために必要な大事な電子部品なのです。この部品は、人間の五感が外界の事象をとらえる大事な感覚器官であるのと同じ役割をもっています。医療機器についてみると、人間の体温、血圧、心拍などの医療情報を得る装置として、体温計、血圧計が、看護師の業務を助けるシリンジポンプなど医療機器には看護にかかわる各種センサがたくさん使われています。こうした機器は患者の身体からの病状にかかわる情報（バイタルサイン）を得るため、あるいは正確に薬液を注入するために、それら装置に前述したようなしくみの各種センサが使われています。

看護における五感の役割について

❶ 看護動作と五感・感覚器官

　人間のどのような姿勢や動作に対しても五感と感覚器官は大切な役割を果たしています。それは看護業務においても同じで、生活援助や介助において、看護師自身の姿勢に患者姿勢が重なり合う場面が少なくありません。そうしたときに、看護師は患者の重さや姿勢を考慮しないと持ち上げるときに失敗してしまったり、患者と一緒に転倒してしまうことが考えられます。そこで、看護場面における姿勢・動作にとって、五感および感覚器官がいかに重要な働きを果たしているかを人間工学的に考えてみます。

　人間の五感には視覚、聴覚、嗅覚、触覚、味覚があることは前述したとおりです。人間が五感を通じて日常的に情報量として外界から脳が得ている割合は、視覚（目）：83%、聴覚（耳）：11%、嗅覚（鼻）：3.5%、触覚（皮膚）：1.5%、味覚（舌）：1.0%であるといわれています。

　看護の分野においては、患者の観察（アセスメント）がとても大切です。視覚情報が83%も占めるという事実から目を使って患者を観察することはいかに大切かがわかります。この大切な五感のうちの視覚を失うとどうなるかは目を閉じて歩いてみればすぐにわかります。

　また、聴覚ですが、耳栓をして会話を交わせばこちらの言っていることは相手に通じますが、相手の言っていることはまったくわかりません。ヘッドフォンやイヤフォンで音楽を聞くことも耳栓をした人と同じことがいえます。耳栓では耳を閉じているので何も聞けませんが、ヘッドフォンでは音楽は聞こえますが相手の音声は聞こえません。このように、観る、聞くなどといった五感のうちの視覚と聴覚を使って外界から多くの情報を得ています。こうして得られる情報は、次章以降で詳しく説明するフィードバックやコントロール（制御）のために不可欠な存在なのです。

❷ 未来をひらくセンサ

　機械のほうに目を向けると、ロボットのような高度なテクノロジーをもつ機械には五感に対応するセンサがたくさんついています。この五感に対応するものは前にも述べましたセンサです。センサは人間でいう五感に対応する用語です。五感には目（視覚）、耳（聴覚）などがあったように、機械の五感であるセンサにも目や耳に相当するものがあります。それは、人間の目なら機械では光センサです。これはデジカメやビデオカメラに使われ、レンズ後部に設置されている光を感じるセンサです。また、耳に対応する機械のセンサはマイクロフォンです。これは、あの小さなマイクロフォン（センサ）に向かってしゃべった小さな音声は拡大され、体育館あるいは野球場のような大きく広い場所で何千人、何万人という観衆が同時に聴けるようになる大元の部品です。最近では、パソコンやタブレットに向かって話すとその音声を文字に変換してくれるようになりました。このような音声変換が行えるのは、音センサ（マイク）が使われているからです。近い将来、自動車の運転で右とか左と言うとハンドルを切ったり、走れとか止まれと言ったりするとそのとおりに運転してくれる自動車が現れるかもしれません。

❸ 看護には人間の五感が不可欠

　看護では患者の観察が非常に大切です。その観察の大部分は視覚によって行われるでしょう。また、患者に触れることによって情報を得る触診もあります。触診は身体の表面を触って押したり軽くたたいたりし、内部にある臓器や組織の状態を知るアセスメント方法で、人間の触覚を使う典型的な検査方法です。さらに聴診器を利用し心音、腸音、血流音を聞く場合であれば聴覚が使われます。そして異臭を感じるようなら嗅覚が活躍します。このように、看護には人間の五感が不可欠なのです。

　一方の機械のセンサについて考えてみます。最近の医療機器には、必ずといっていいくらいコンピュータが使われています。コンピュータは人間の脳に対応し、もっぱら機械装置の中で物事の判断や計算処理、データ解析、グラフ化などに利用されています。このコンピュータにセンサを組み合わせると、機械・装置類は一段と賢くなります。機械とはいえませんが、例えば体温計であるなら、温度センサで検出された電気信号（体温の電気信号）をデジタル化し、その値に係数を掛け算すると体温が測れるようになっています。さらに、今の電子体温計は脇の下に保持する時間は水銀体温計に比べ短くなっています。これは、コンピュータを使っているからで、体温計測を数分で止め、真の体温はコンピュータを使って予測できるしくみになっているからです。本来なら体温と温度計の温度が一致してはじめて真の体温が測れるはずです。体温の予測計算をコンピュータが行ってくれるので、数分の測定時間で体温が測れるしくみになっています。

　以上は温度を例に説明しましたが、血圧計であるなら圧力センサが使われます。その血圧を"指で触れるだけで血圧が測定できる"機器が開発されたという報道もあります。この方法が、普及すれば血圧バンド（マンシェット：上腕部に巻き、空気を送り込んで動脈を圧迫するゴム製の袋）が必要でなくなる時代がくるかもしれません。

　人間の五感は看護に、センサは医療機器には不可欠なのです。

　人間の五感は、「髪の毛1本の存在を触覚でわかる」「コップに入る水の量に比例して把持力を加える」「お風呂に手を入れるだけで浴槽に入る温度は適温だとわかる」「トイレのにおい、お化粧のにおいの判別が即座にできる」など、1人の人間の五感で以上のことを簡単に判別できます。人間は本当にすばらしい生き物だと感心するばかりです。

五 感を補う医療機器のはなし

❶ 看護と優れた医療機器のコラボ

　これまで五感や感覚器官のすばらしいところをみてきました。いくらすばらしい五感といえども、人体から発する微弱な信号である心臓からの電気信号や骨格筋の活動電位、血液が動脈壁を押す圧力（血圧）などを素手で測ることは困難です。こうした微弱信号を測る装置が多く開発され実用になっています。

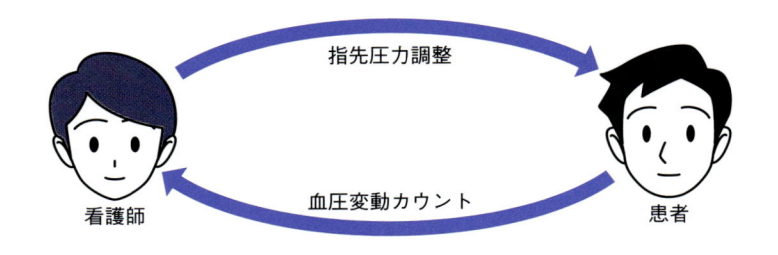

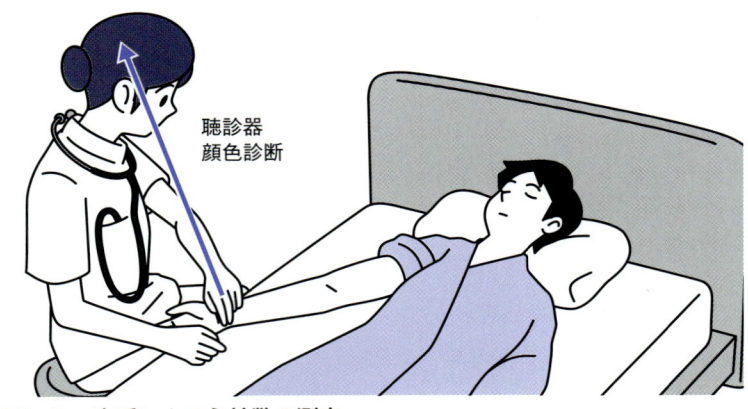

図3-5　素手による心拍数の測定

　心臓の電気信号を波形として取り出す装置として心電計があります。また、骨格筋が生体内である状態にあるときの活動電位を記録したものは筋電図といい、その記録ができる筋電計もあります。これらの装置は人間の肌に電極を貼り微弱電気信号を取り出します。電極でキャッチした微弱電位を電子装置で増幅し、電気信号の波形で取り出した装置が心電計であり筋電計です。

　一方、血圧は血液が動脈壁を押す圧力ですから、心電図や筋電図の測定とは原理が異なります。ふつう、血圧計は上腕部にマンシェットを巻き、マンシェットにかかった圧力変動から圧力を求めます。圧力を求める方式によって水銀血圧計と電子血圧計がありますが、今では病院、一般家庭で電子血圧計が幅広く使われています。

　図3-5は、3指を患者の橈骨動脈上に置き、指先の触覚で圧力変動を検知している様子です。その圧力変動（心拍）を30秒間数え、その値を2倍して1分間の心拍数を求めています。この方法では、医療機器を用いませんので心拍数は求まりますが血圧は求まりません。**図3-6**は電子血圧計を使って、血圧、血圧変動のグラフ、心拍数を求める様子を示しています。**図3-5**と比べるとわかるように、電子血圧計という医療機器を用いるとその操作に手間はかかりますが、血圧、血圧変動グラフ、心拍数を同時に測定可能になります。

❷ 命を救うコンピュータとセンサ ....

　コンピュータやセンサ技術が発達したおかげで、性能が優れた医療機器も多くなりました。看

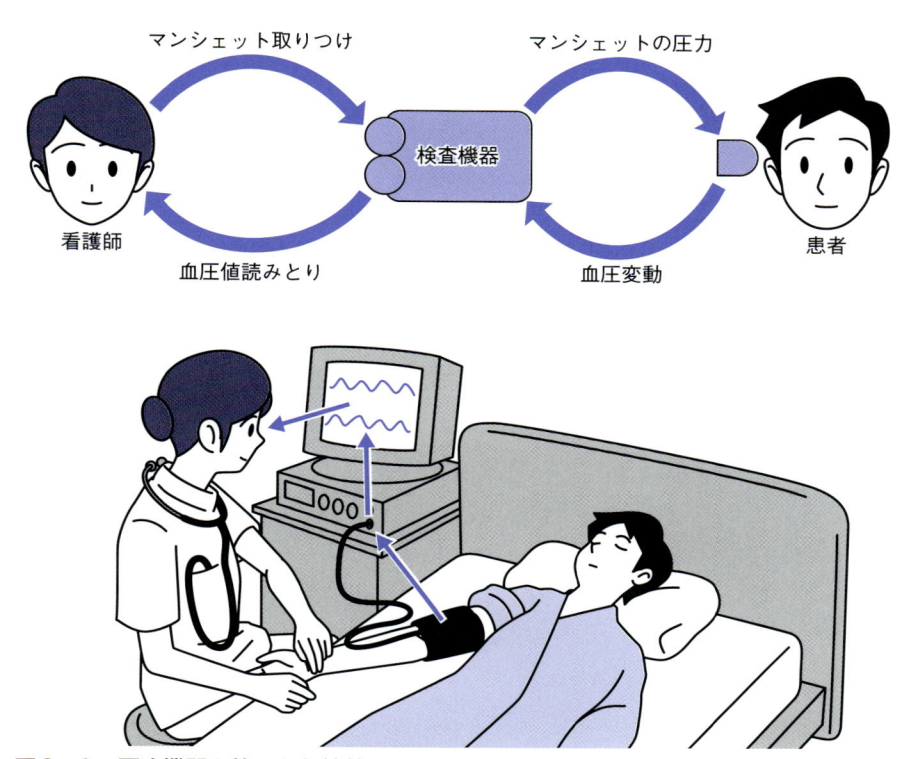

図3-6　医療機器を使った心拍数と血圧測定

護師と患者の間に医療機器を介在させることで、人間が生きている証である情報、つまりバイタルサインを手軽で容易にすばやく正確に測れるようになりました。病院で検査を受けると何かと時間がかかることが多いですが、医療機器の進歩で正確で適切な検査結果を短時間に得ることができ私たちの命を救うことに役立っているのです。

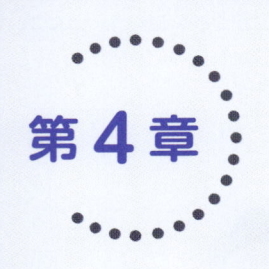

第4章

観察とフィードバック

第3章でもお話ししたように観察は看護にとって非常に重要です。その観察とは、触診や視覚により直接的に病状の観察を行うこともあります。しかし、最新の医療機器を使用し、生きている証である体温、血圧、心拍数、心電図、筋電図などバイタルサインを測定し、患者の状態や医療情報を入手することが盛んに行われていることも述べました。一般に情報は送ったり受けたりします。この情報を"送る・受ける"という一連の動作がフィードバックです。本章では、観察、フィード、バック、フィードバック、フィードバック制御（コントロール）などの意味について説明します。

物 事が発生する原因と結果について

❶ 原因と結果の関係

図4-1に示すように「不安定に立っている棒は押せばすぐ倒れる」という事実があります。

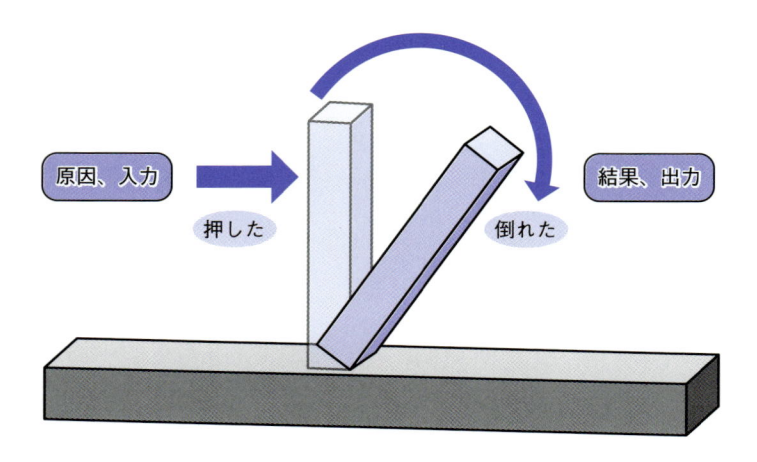

原因、入力　→　押した　　　倒れた　　　結果、出力

図4-1　原因と結果の簡単な具体例

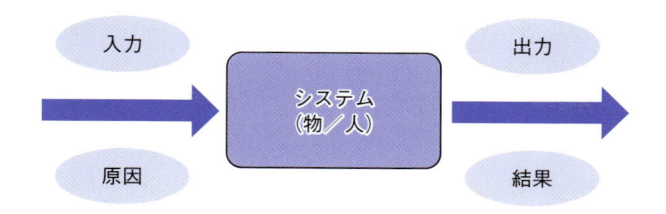

図4 - 2　システムの原因と結果

このようになんらかの原因（押す）があるので結果（倒れる）は生じます。例えば、患者がトイレに行くために看護師が付き添う場面を想定してみましょう。看護師が患者を支えていた手が何かのはずみで外れたとか、患者がちょっとした段差につまずき転倒した場合は、「手が外れた」あるいは「段差につまずいた」が原因で「転倒した」という事実は結果となります。ここでは、**図4 - 1** の立っている棒とトイレへ移動する患者を例にあげてなんらかの原因（力が作用）があったので倒れた、転倒したという原因と結果の関係を述べました。

　原因と結果の関係を考える場合、扱う対象（上述の棒や患者の例）を広い意味でシステムとして考えるとわかりやすくなります。ここでシステムというのは「個々の要素が有機的に組み合わされた、まとまりをもつ全体」です。**図4 - 1** の棒はシステムとはいいがたいのですが、考え方を説明するためのものですから、ここではシステムとしてみてください。**図4 - 2** はシステムに対する原因と結果の関係を表しています。原因のことを「入力」、結果のことを「出力」と工学系では呼んでいます。そして、図としてはシステムである長方形の左側と右側に入力と出力の矢印を描きます。この矢印は情報（力、温度、圧力というような物理的情報）の流れ（移動方向）を表します。

　このように考えると、人間という生物も1つのシステムで、政治、経済、教育、学校、工場、原子力発電所、宇宙船や航空機などの乗り物、病院などもシステムです。各種システムをよりよい働きをさせるよう仕向けるためにフィードバックや制御（コントロール）が応用され、今日のようにコントロール技術、自動化、ロボットなどのようなハイテク技術が発展してきました。

❷ フィードバックとコントロール（制御）

　ここで、「フィードバック（feedback）」と「コントロール（control）」という言葉が出てきました。フィードバックには日本語訳がないのですが、コントロールは制御と訳されています。制御を行うためには、フィードバックが必要です。フィードバックの「フィード（feed）」という英語は、"餌を与える"、"食事を与える"、"供給する"、"入力する"などの意味があります。これに対して、「バック（back）」というのは、"背"、"背面"、"後退すること"、"戻すこと"などの意味があります。このように「戻す」という意味があるので「キャッシュバック（現金還元）」というような使い方もできるのです。フィードバック制御というのは、システムに原因（入力）を与え、その結果（出力）をみて、改めてその結果を第2の原因としてシステムに与えるということを何回も繰り返す方法です。このことを何回も繰り返すと、出力の値はしだいに望ましい目標値とする入力の値に

近づいていきます。システムが発揮する結果をよりよい方向へもっていこうと努力することがコントロールであり制御なのです。

　教育分野を例に考えてみると、ある生徒の行動や発言に対し、それを周囲がどうみているかの評価を返してあげることがフィードバックです。その生徒本人にとって評価がプラスのフィードバックになるなら、その行動や発言を彼はさらに促進させるでしょう。もしマイナスのフィードバックを得るとするなら、その行動にブレーキをかける方向に評価は作用します。学校の教員の場合であるなら、授業を行うことがフィードであり原因（入力）です。生徒に試験や宿題などを課しますが、これによって生徒の理解度がわかりますので、試験・宿題は教員にとってのバックであり結果（出力）なのです。

❸ システムの原因と結果

　以上をまとめると、人間や機械システムになんらかの入力（原因）を加えると、そのシステムから結果・出力が得られます。こうした関係をシステムの原因と結果（入力と出力）関係などと呼んでいます。ここで使う原因と入力は同じ意味ですし、結果と出力も同じ意味です。考えている分野が異なると使う用語は少し異なりますが、その意味するところはほぼ同じです。看護の分野でもフィードバックあるいはコントロールという言葉を盛んに使うようになりました。さらに詳しくフィードバックについて考えてみます。フィードバックのフィード部分を身近な例で考えてみましょう。まず、「フィード（feed）」という意味は、犬・猫に餌を与える、食事を与える、供給する、入力するなどの意味をもっていることを述べました。与える、供給する、入力するという例は、いろいろあります。そのうちのいくつかのわかりやすい例を以下にまとめて示します。左側は行動や動作にかかわる原因（入力）で、右側はその結果（出力）を示します。

原因（入力）	結果（出力）
◦部屋の照明のスイッチを入れる	➡ 明るくなる
◦テレビのスイッチをいれる	➡ 映像と音声が画面から現れる
◦自動車のアクセルを踏む	➡ 速度が上昇する
◦植物に水をやる	➡ 植物が生長し花が咲く
◦犬や猫に餌をやる	➡ お腹が満たされ、尾を振る
◦赤ちゃんにミルクをやる	➡ 笑顔がみられる
◦頑張れよ！と声がけする	➡ ガッツポーズをする
◦患者に「大丈夫ですか」と聴く	➡ 患者から「大丈夫です」と返事がある
◦患者の口にご飯を入れてあげる	➡ 美味しそうな微笑みがみられる
◦同僚に申し送りをする	➡ 了解と返事がもらえる
◦患者の腕に注射する	➡ 例えば熱が下がる
◦患者の手首に指を宛て脈拍を測る	➡ 脈拍数が計測される

　図4-2に示すシステムというところに植物、動物、機械装置類、乗り物、患者などを当ては

めます。なんらかのフィード（原因、入力）をこのシステムに与えたり加えたりすると上記のような結果（出力）が得られます（これ以降は原因を入力、結果を出力という用語に統一し説明します）。**図 4 - 2** では入力と出力の関係だけを示しました。出力部分である結果をよく観察すれば、それがフィードバックのバック情報になります。このように工学的観点で図式化すると、「フィード」と「バック」の関係がわかりやすくなります。ただし、**図 4 - 2** には、出力を戻すフィードバックの図がありませんので、つづいてバックの部分を詳しくみていきましょう。

看護とフィードバックについて考える

① 看護における観察

　システムとみなした人間あるいは機械装置になんらかの入力（声がけ、スイッチを押すなど）を加え、その入力に対して生じた出力（返事が帰ってくる、照明が点くなど）をよくみる（観察する、測定する）ことがフィードバックのバックです。看護場面で行う観察というのは、ただ看護師の目で患者の様子をうかがうだけでなく、観察した結果を治療に役立てなくては意味がありません。ここでは、看護の観察について詳しくみてみましょう。

　看護で観察といえば患者から治療に必要な医療情報を得ることです。患者からの医療情報は、医師・看護師が患者の挙動や顔色をみる、触診で身体の現状を診断する、体温計や血圧計を使って体温、血圧あるいは心電図や筋電図を得るなどで患者のバイタルサインを求め、現状の病状を把握します。場合によっては、X 線撮影装置、MRI（magnetic resonance imaging；磁気共鳴画像法）、CT（computed tomography；コンピュータ断層撮影）を使い生体内の内部情報を画像でとらえ診断することもあります。

　得られた観察結果は、治療に役立てるための情報です。その情報は患者治療のために入力側に戻す、つまりバックすることが必要です。フィードとバックを組み合わせたフィードバックという用語は、工学系の制御工学の分野でフィードバック制御という用語でよく使われています。これは、入力と出力のあるシステムで，出力に応じて入力を変化させることをいい、ロボット、自動化機器、増幅器などの機械や電気の分野に多く応用されています。

　看護でいう観察というのは、機械システムでは長さ、サイズ、角度、重量、温度など物理量の検出（測定）に対応します。観察は患者の治療に不可欠です。ロボットのような自動化機械ではロボット自身の姿勢を維持するため角度や重量を検出するセンサは不可欠です。また、ロボットを動かし作業をさせるためには対象物をよく観察し、対象の物理量を検出するセンサが不可欠なのです。

② 結果と原因の関係は、「フィードバック」をするだけで終わりではない

　工学以外の心理学・教育学の分野では，行動（入力）と反応（出力）を参考にして修正し，より適切なものにしていくしくみに応用されています。また、結果を原因に反映させて自動的に調節

していくことが求められる生産者と消費者の関係でみると、消費者の声（出力）を生産者にバックし、さらによりよい生産（入力）を行う」ことに応用されています。

　フィードバックは、今では、工学、心理学、教育学はもちろんのこと、看護の分野でも耳にすることが多くなりました。ここでは、そのフィードバックと制御（コントロール）について考えてみます。

　ふつうには看護場面で観察したり検査したりした場合の結果と原因の関係は、「フィードバック」をするだけで終わりではありません。「フィードバック」といえば「フィードバック制御」を実現してはじめて意味をもちます。つまり、あるシステムに入力（原因）を加えたら出てきた出力（結果）をみるだけということはまずないのです。出力である結果をみたら、その結果を入力側に戻します。つまり、出てきた結果をよくみてから、新たにそのシステムをよくしようと次の行動に移るのがふつうです。

　例えば、運転中のドライバーが前方にカーブがあることに気がつくとします。ハンドルを切り、そのカーブを曲がりますが、すぐに直線道路になるとするなら、また、切ったハンドルをもとに戻します。ハンドルを切るという行為が「入力（フィード、原因）」で、車が曲がり出すということが「出力」です。そして、曲がったという事実を目がとらえ、脳にその事実を知らせる情報がバック、つまり結果です。この曲がるということを視覚で確認することがバック情報なのです。この情報があるにもかかわらず、ハンドルを保持し続ければ、その場所で車はぐるぐると回転してしまいます。そこで、そうならないようにするため、直線道路に入ると今度はハンドルをもとの位置に戻し（フィード）、再び直線道路に沿って車を走らせ、「直線道路に沿って走っている」という事実（情報）を目がとらえ、その情報を脳に伝えます。この情報がバックなのです。

　このようにカーブにさしかかりハンドルを切り、直線道路に入るとまたハンドルをもとに戻して直線道路上を走行するという一連の動きをみると、フィードとバックを常に繰り返して、運転操作が成り立っていることがわかります。そして、無事にカーブを曲がりきり、直線道路に沿って車が走行を続けることができるなら、カーブを曲がるという一連の運転がうまくいった、つまりフィードバック制御がうまくいったといえるのです。

　図 4 - 3 は、システム（制御対象、物／人）にフィードバックを施していない場合です。物／人などを制御の対象とするシステム（制御対象）になんらかの入力（原因）を与えると出力（結果）が現れます。この出力は、入力（原因）を与えたのでシステムから出力（結果）が出てきただけで、制御する人が考えている望ましい出力（結果）とはいえません。

　そこでシステムの出力を望みどおりにするためには、システムの出力を入力に戻すフィードバックを施します。どのようにするかというと、**図 4 - 3** の場合は、検出器の入力をシステムの出力側に、検出器の出力を比較器に接続するのです。つまり、**図 4 - 3** で説明すると、**図 4 - 3** (b) の部分を上方へずらして、検出器の出力は比較器に、検出器の入力部はシステム（物／人）の出力部へ接続するのです。このような接続を行うと、**図 4 - 4** に示す例のような病室の温度制御系（フィードバック制御系）が構成できますので、以下にそのフィードバック制御について詳しく説明します。

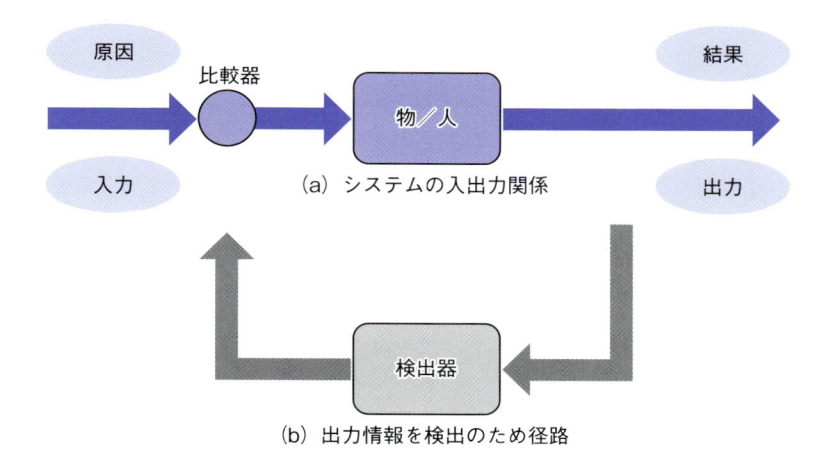

図4-3　システムのフィードバック制御の準備としての入力と出力と検出器

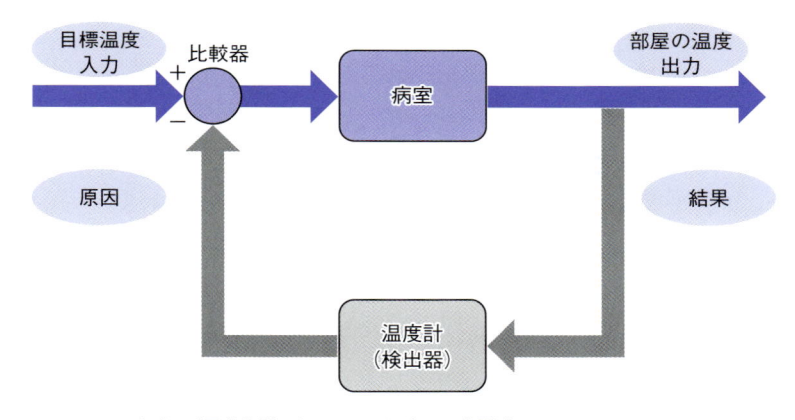

図4-4　病室の温度制御（フィードバック制御）

❸ 看護におけるフィードバックと制御

　図4-4は本来のシステム（病室）に検出器（温度計）を取りつけた様子です。このとき、温度計は病室外にあるようにみえますが、ここでは、制御系として情報のやり取りだけを考えるので、実際には室内にあります。図のように温度計は病室の外に描きます。情報の流れがわかる**図4-4**のような図をブロック線図（block diagram）と呼びます。これを制御（コントロール）したい対象（システム、病室）のフィードバック制御系といいます。病室内には温度計という検出器、熱源である空調設備などが収められてあります。**図4-4**に示すように検出器として温度計を使うと、これで病室の温度制御が可能になります（熱源は病室内に設置してある）。温度計は出力情報（病室温度）を測り、その温度情報を入力側へバックさせます。このような検出器（ここでは温度計）を付加したシステムをフィードバック制御といいます。航空機、ロボット、自動工作機械

など、現在ある高度な技術のほとんどにこのフィードバック制御が取り入れられています。

④ フィードバックのメカニズム

　制御（コントロール）をわかりやすく説明するため、病室の温度制御について数値を使って考えてみましょう。**図4-4**に示したように温度を制御する制御対象は病室です。図には示してありませんが、この病室には熱源である空調設備が備わっています。この病室の中には温度を検出するための温度計（検出器）が設置されています。今、病室の冬の温度が10℃であったとします。そこで病室の患者が寒いといって病室設定温度を25℃に設定したとします。つまり、**図4-4**の入力部（左から右への矢印）は目標温度25℃なのです。

　最初、病室温度（出力部）は、10℃でしたから、温度計は10℃という情報を出します。この病室温度は丸印で示した比較器に入力されます。この比較器で目標温度25℃と温度計で計測された実際の病室温度10℃が比較されます。マイナス記号は比較器内で目標温度から病室温度を引き算するということを表しています。こうして、丸印の比較器で目標温度25℃から病室温度10℃が引き算され、その結果（目標値の値との差）が15℃となって空調設備に伝わります。この15℃ぶんだけ病室温度を上げよ、という指令が病室内にある空調設備に伝わり、空調が温度を上げはじめ病室温度は上昇します。

　しだいに、病室は20℃にまで暖まります。すると、まだ目標温度25℃になっていませんので、空調設備にさらに温度を上げるよう比較器から5℃（25 − 20 = 5）ぶんの指令が伝達されます。やがて病室の温度が25℃になり、その温度と目標温度25℃とを比較すると、比較器からの出力はちょうどゼロになるので、空調設備への温度上昇指令は止まります。病室へ人の出入りや窓を開けるなどすると病室の温度は下がります。そのため下がった温度の指令信号が比較器から再び空調設備に伝わると運転が再開し温度が上がります。こうして、病室温度は最初10℃であったのが、温度制御のお陰で快適な25℃に自動的に保つことができるのです。これが病室の温度制御のしくみです。

　この例の場合は、空調設備が熱を出し病室を暖めることが"フィード"で、病室の温度を温度計が測りその結果を比較器に入力（戻す）するところが"バック"に相当します。"フィード"して"バック"させ、その両者を比較し、その差をとって、また、その差の分だけフィードするということをくり返し行っているのです。これがフィードバック制御のメカニズムです。このしくみは、例に示した温度のほかにも、圧力あるいは水位や明るさなどの物理量を自動的に調整することにも利用されています。この例で空調設備が病室を暖めると、その暖まった温度を温度計が検出し、比較器で目標温度と比較することの手順と意味がわかり、フィードバック制御の意味も理解できたと思います。

　"フィード"して"バック"を行なっているシステムの情報を確認した、測った、検査しただけでは制御は行えません。"フィード"と"バック"を比較し、その比較した差に基づいて次の行動を起こすというところが大切で、それが制御（コントロール）なのです。

第5章

看護のフィードバック制御とフィードフォワード制御

　制御とは、ほっておけば自由気ままに動くものを自分の思いどおりに動くようにすることです。ロボットや自動機械に限らず、人や動物の感情などにも使われる言葉です。ふつうに制御という場合、その制御は「フィードバック制御」で、患者が回復するためにはフィードバック制御は不可欠です。このフィドバック制御に対して、先を見越して事を上手になしとげる名医、名人、専門家の人たちが行っている「フィードフォワード制御」という方式もあります。このフィードフォワード制御は経験をつんだベテラン医師や看護師が過去の経験を活かし、医療や看護業務を行う場面で見受けられる制御です。看護にはフィードバック制御もフィードフォワード制御も必要で大切です。いずれの制御方式も看護業務にとりいれてないと支障をきたすことは明らかです。本章ではフィードバック制御に加え、フィードフォワード制御についても解説します。

看護におけるフィードバック制御とは

❶ 生活に欠かせないフィードバック制御

　フィードバックとフィードバック制御はどのようなかかわりがあるかについては、前章で説明しました。フィードバックはあるシステムに情報を送り、その結果なんらかの変化が生じたとするなら、その結果（情報）を受け取るところまでがフィードバックです。つまり情報をフィードしてバック情報を受け取るということでした。フィードバックして何も事を起こさなければ、ただ投げかけた指令情報が変化して返ってきたというだけです。

　このフィードバックに対して制御が加わって、はじめて思うように事柄を達成できる「フィードバック制御」が有効に機能するようになります。ここでは、そのフィードバック制御について詳しく考えてみましょう。工学の分野ではフィードバック制御は、かなり進歩し、いまやフィードバック制御は自動車、電車、船、飛行機などの乗り物、産業分野、ロボット、ロケット、火力や原子力などの電力、通信、テレビ・ラジオなどのマスコミなどあらゆる分野にその応用がみられます。医療関係ではME機器をはじめとする各種の医療機器には当然のように使われていま

す。看護の臨床現場では、直接フィードバック制御は使われてないかもしれません。しかし、広い意味で患者を回復させるということも一種のフィードバック制御ですので、フィードバックして制御（コントロール）するという考え方はすでに医療者の皆さんは使っているはずです。

　やさしいフィーバック制御の例を以下に示します。あなたが机上のA点に置いてあるコップを同じ机上のB点（目標位置）に移動させる動作を考えます。もし、あなたの目を目隠ししで物が見えない状態で、コップは友人が持たせてくれたとします。そのコップを同じ机上のB点へ移動できるでしょうか。目が見えないので机上のB点位置が不明ですのでコップは持っただけで動かすことはできません。コップが見えたとすれば、そのコップは速やかにB点まで移動できます。このとき、あなたはコップを置く位置B点（目標位置）と手で持つコップ位置（動かすので常に位置は変わります）の両者をしっかりと見つめながら移動させています。コップを移動させるとそのコップは目標位置B点に徐々に近づきます。近づくということは、手で持つコップ位置と目標のB点位置までの距離が徐々に縮まります。そして、コップがB点位置に達すると手で持つコップ位置と目標とするB点位置が一致します。コップがB点位置に到着したので、コップ位置は目標位置B点に完全に一致したのです。

　ここで、何が大切かというとこの例では目であって、この視覚が移動するコップ位置を時々刻々と観察し、B点位置までの距離を測っているのです。その距離が「ゼロ」つまり、コップ位置がB点位置に一致したことになるのです。

　以上のように目がコップの動きを常に監視し、目標位置であるB点位置までどのくらい近づいたかを常に測っています。その測った距離が「ゼロ」になると、それは目標位置に達したことなのです。ですから、フィードバック制御は観察（この例では視覚によるコップ位置の観察情報）が必要不可欠です。

　ベッドに寝ている患者の頭を枕に一致させるために、患者をずらして移動させる介助を考えます。看護師はまず患者の姿勢を正し、背部に両手を入れ上方に力を入れながら枕元方向へ移動力を発揮し、患者の頭部が枕上の正しい位置になるまでゆっくり移動します。頭部が枕元に一致し移動動作は終わります。この場合も、上述したコップの移動と同様に、頭部位置と枕位置を観察（目で測定）し、介助動作を行なっています。これらの例は、コップの動き、頭の動きを常時目が監視し、目標位置までの距離を「ゼロ」にするよう努力し対象の物や患者を動かしています。

❷ 体温のフィードバック制御

　図5-1は患者の体温が上昇したので下げることをフィードバック制御的に考えた図です。ほとんど体温が変化しない「恒温動物」と呼ばれている人間の体温（平熱）はだいたい36.5℃です。この36.5℃という体温より高い（低い）となんらかの病気にかかっていると疑えます。今、ある患者の体温が40℃であったとします。この40℃は温度計があったからわかった数字です。この数字がフィードバックのバック情報に相当します。平熱は36.5℃（目標値）とわかっていますので、その36.5℃から40℃を引くと−3.5℃なります。これだけの体温を減少させるための方法として、図中に示したように「氷枕」「解熱剤」「注射」といういくつかの方法があります。これらな

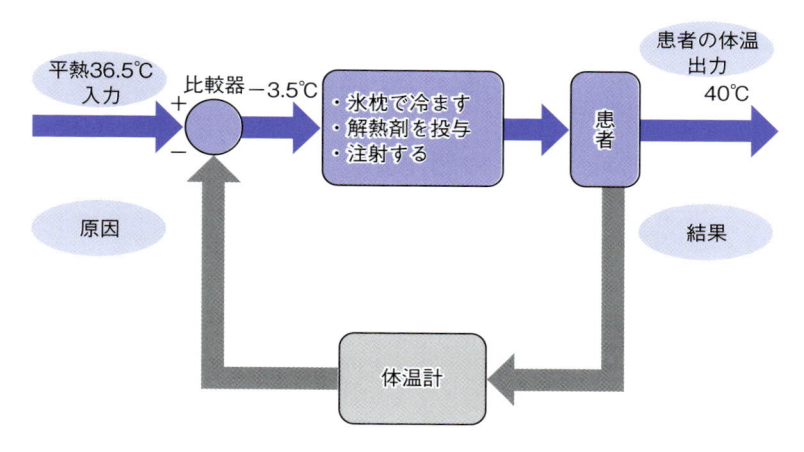

図5-1　患者の体温制御のブロック線図

んらかの方法で熱を平熱に戻したとしたら、フィードバック制御はうまくいったということになります。もちろん、治療的には回復したということです。

❸ 行動のフィードバック制御

　ある新人看護師が先輩看護師に患者の様子をみてくるように指示されたとしましょう。そして病室に到着し患者の様子を観たところ異常だとわかったとします。この異常事態を1人で解決しようとがんばりましたが、うまくいかなかったとします。先輩に患者異常の情報を報告せず、処置方法の指示を仰がなかったためうまくいかなかったといえます。このような場合、フィードバックループが断ち切れていたのでうまくいかなかったと考えるのです。

　この例の場合、患者の様子をみてくるように指示されたことがフィードです。その結果、患者の異常を発見し、その結果を先輩に報告します。つまり、患者の異常情報をバックします。専門知識が豊富な先輩がすみやかに動き、難なく患者の異常を回避できたとすれば、それはフィードバック制御がうまくはたらいたといえます。

　このように先輩にきちんと異常情報が報告されたなら、それはフィードしバックは完了したといえます。しかし、その報告をすませただけだとすると、フィードバック情報は消化不良で、患者の異常事態の解決には役立ちません。フィードバック情報を得たなら、先輩看護師は、その情報に見合った適切な処置を新人看護師に再度指示するか、先輩も一緒に出かけて異常事態を回避すれば、この一連の動作はフィードバック制御がうまくいったといえるのです。

　制御というのは「押さえつけて自分の意のままにすること」や「機械・装置などを目的とする状態に保つために、適当な操作を加えること」と辞書にあるように「意のままにする」とか「目的とする状態に保つこと」なのです。これを看護の立場で考えるならフィードバック制御というのは、患者を回復に向けてよりよい状態に保つことといえます。このよりよい状態に保つためには、フィードバックが不可欠なのです。それは、患者の病状を把握する、つまり観察をしっかり行っ

ていないと行動を起こせません。そこで、問診、診断、検査などを行い基本的なバイタルサイン、高度医療機器による患者の身体情報を知る、つまり、医師・看護師など医療専門家が病状という医療情報を得るのです。その医療情報に基づいて、手術する、注射する、投薬するなどの医療処置を行います。

　このように考えるとロボットや自動機器のように数式では表せませんが、考え方としては看護の行動もフィードしてバックする制御であって非常に大切なのです。

看護におけるフィードフォワード制御とは

　私たちは人に言われなくてもある異常に気がついたら、その異常を取り除くためのなんらかの行動をすぐに起こします。自分自身のことを考えるなら、異常が起こったその場に居合わせたことがフィードであって、異常に気づくことがバックです。そのバック情報（気づき）が頭に入り、その情報をもとに次の解決すべき行動に移します。その起こした行動によって異常が回避できた、回復した、改善できたとすれば、それはフィードバック制御といえます。フィードバック制御は、起こった結果をみて目標値と起こった結果の差を修正していくので、どうしても1度結果をみるので行動が遅くなります。このフィードバック制御に対して、先を見越して制御するというフィードフォワード制御という考え方がありますので、つぎにそのフィードフォワード制御について考えてみます。

① 「身体で覚える」ことがフィードフォワード制御

　出力に変動を起こさせるような外乱を予測し、前もって打ち消してしまう制御方式をフィードフォワード制御といいます。

　第4章の図4-4に示した病室の温度制御で、誰かが病室の窓を開けたので冷たい空気が入ってきたとしましょう。フィードバック制御では、窓が開いて室温が下がったことを温度計が感知してから空調設備が稼働するようになっています。したがって、窓から冷たい空気が入ってきて、温度計がその温度を検知するまで少し時間が遅れてしまいます。ところが、フィードフォワード制御というのは、窓を開けたという事実がわかりさえすれば、病室は冷えると予測し空調設備が稼働するようになっています。したがって、フィードバック制御より早く下がった病室温度の上昇を図ります。

　このようにあらかじめ予測して行う制御は、フィードフォワード制御といいます。この制御は人間の動作のいたるところでみられます。人間が立つとき倒れずにまっすぐ立てるのは、小脳の働きによってバランスが保たれているからです。図5-2は、a→b→c→dと同じ運動を重ねていくうちに、A→B→C→Dとだんだんと運動がうまくなっていく様子（矢印の太さ）を示しています。運動は習熟するとその機能を小脳が肩代わりするといわれています。習熟すると感覚神経から信号を小脳に回して、小脳が自動的に処理するそうです。そうすると大脳はほとんど考えなくてもいいので別のことができます。小脳が運動を制御するようになることを「身体で覚える」

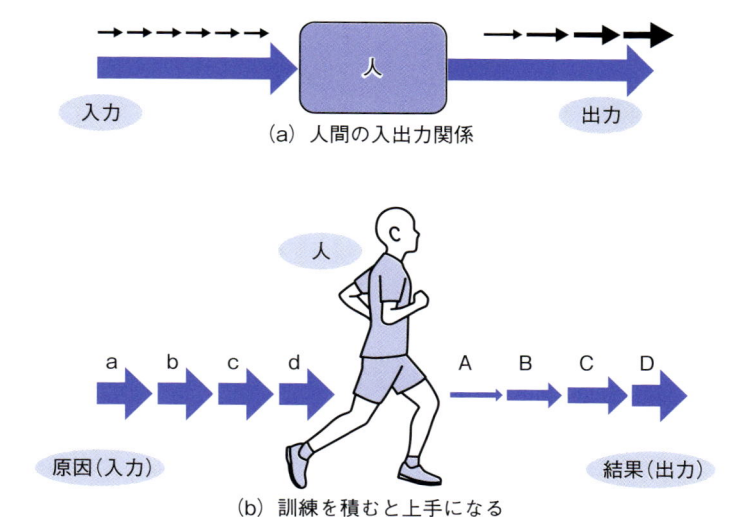

(a) 人間の入出力関係

(b) 訓練を積むと上手になる

図5-2 訓練を重ね熟練者・ベテラン・名人へ近づく

という表現をします。これが、フィードフォワード制御です。

　身近な例では自転車に乗る動作があります。子どもの頃、何度も失敗してやっと乗れるようになり大よろこびしたことを思い出しませんか。一度自転車に乗ることを覚えてしまうと、何十年も乗らなくても覚えていて、大人になってでも乗れたことにびっくりすることがあります。

　このように「身体で覚える」という事実は、看護では注射を打つ、患者の体位変換をする、患者の顔色である程度の異常がわかるなど、さまざま場面で遭遇し、ベテラン看護師になったときにそのことが気づきます。看護以外の世界でも、竹馬に乗れる、タッチタイピングが出きる、卓球ができる、逆立ちができるなど、いろいろと「身体で覚えたこと」があるのではないでしょうか。

　世の中には職人、ベテラン、仕事が正確で速い人、曲芸師、体操の選手というような、いわゆる名人・達人と呼ばれる人たちがいます。ピアノ、バイオリンなど楽器を演奏する人たちも習い始めはぎこちない演奏であったと思います。やがて練習を重ね上手になり「身体で覚える」ことを実践できたに違いありません。

　それぞれの分野の仕事で大活躍している人たちは「身体で覚える」ことを実践し、それを習得した人たちです。携帯電話でメールを打つ人の指先をみていると、まさに小脳に小指の動きを任せて、大脳はディスプレイをみて文章を考えるだけの作業をしているのです。そうでなければ、ひと文字打つごとにディスプレイを眺め確認し、次の文字を打つことになります。

　このように、制御を習得し事前にやることがわかっていてそれを行う人間の動作はフィードフォワード制御なのです。

❷ フィードバック制御が使えない⁉　動作実験

　最後にフィードバック制御では決してできない動作実験を紹介しましょう。それは、実験者Aと被験者Bの2人がペアとなり、落下する1,000円札をつかむ実験です。実験者Aは1,000円札の

上端を縦に持ち、落下させる準備をします。一方の被験者Bは、実験者Aが持っている1,000円札の下端に指を触れないで、つかむ準備をし落下を待ちます。実験者Aは、予告なく1,000円札を手放します。被験者Bは実験者Aが手を放すのを確認してから、落ちてくる1,000円札をつかみ取ります。しかし、この実験では落ちてくる1,000円札をつかめないのが普通です。

　その理由は、自動車免許証を取得するとき講習会で習ったかと思いますが、人間には反応時間という動作の遅れが必ずあるからです。それは、運転者が危険を感じてからブレーキを踏むまでに時間がかかる反応時間です。上記した落下する1,000円札をつかめないのは、教習所で習った反応時間が人間にはあるのでブレーキを踏むのが遅れるという理屈と同じです。

　図5-3は、落下物（物差し）を受け止める実験を行った10代後半の若い学生158人の反応時間の測定結果で、その反応時間の平均は0.176秒であることを示します。大人の平均反応時間は約0.2秒といわれていますが、若い学生のそれは0.176秒で0.024秒短くなっています。若い学生の反応時間0.176秒間に物体が落下する距離は152mmです。一方、大人の平均反応時間0.2秒間に物体が落下する距離は196mmです。これら縦の距離が152mm（若い学生）、196mm（大人）以上ある1,000円札がもしもあるならつかめますが、本物の1,000円札は縦の距離は150mmですので理論的にはつかめないのです。

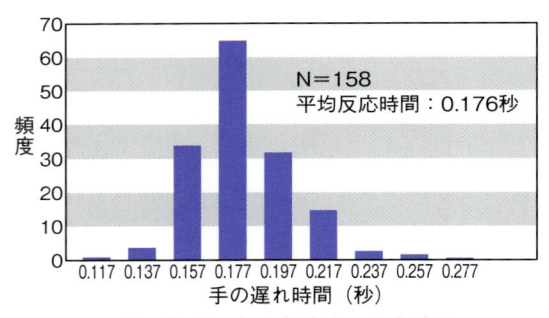

図5-3　落下物受け止め実験時の反応時間

第6章
人間の構造と看護姿勢・動作

　主とした看護の対象は患者という弱者です。もし扱う対象が物であるなら、少々乱暴に扱っても大丈夫かもしれませんし、その物が持てなければ分割することもできます。また、物は落としてもぶつけても命に別状ないので比較的楽な気持ちで扱うことができ作業が行えます。

　看護の仕事はそうはいきません。向き合う対象が人間ですから、それなりの注意や振る舞いが必要です。人間工学は安全で楽に作業が行えるような環境づくりを考える分野です。作業対象が人間であって、その対象者である弱い立場の患者を支援する側も看護師という人間ですので、人間がもつ大まかな特徴を知っておく必要があります。

　本章では、看護師という人間が看護作業を行う場合を考え、人の動き、その動きの基本となる骨格、それを動かす筋肉とのかかわり、そして看護姿勢・動作について考えます。

間の動きは回ることが基本

❶ 人間はスゴい！　生き物である

　あらためて考えてみると、人間ってすごい！　神さまが創ったとしか思えないようなすばらしい生き物なのです。人間のすばらしい特徴・特性を考えると、まず「軟らかい」ことがあげられます。例えば、唇は軟らかいので密閉することができ、口に水を含むとそれがこぼれませんし、逆に口をふさいで水中に顔を沈めても水は口から入ってきません。また、人間の身体はとても「自由度が多い」ので作業をするときに自由に高さを調整することができ、狭い空間にも手が入り、その先にある細かく小さい物を摘まんだりすることもできます。さらに、身体中に「センサ（五感、感覚器）がいっぱい」あるので、動き回わったり、危険を感じたりすることができます。

　このほかにも人間は「フレキシブルである」「再生機能がある」「成長する」「学習する」「二足歩行で荒地を歩ける」「指が五本で自由度がある」「記憶できる、慣れがある」「飛ぶ、はねる、曲げることができる」「衣類を着る（丸首セーターの着脱）ことができる」「仕事の動き、スポーツの動き、遊びの動きができる」「忘れる（だから死ねる）」など、多くのすばらしい特徴・特性をもっています。このことは、ロボットのような賢い機械を作ってみるとよく理解できます。人間のよう

なすばらしい機能をもつ機械（例えばロボット）は、まず生まれてこないと思います。

② 回転は、直線運動に変換させることができる

　図6-1は人間の部位を胴体、手足など14に分け、それらの部位の体重百分比（体重に対する割合）を示したものです。各部位は関節で結ばれ、その各関節は大小さまざまな筋肉で結ばれています。腰から上の上体の重さは腕や頭を入れると体重の66％と大変重く、毎日その重い上体を連れ添って仕事や生活に動き回っています。

　図6-2は、各関節周りの部位を回転させて人は動きまわれることを示します。この関節の回転によって寝たり起きたり、歩いたり、跳んだりの動作ができるのです。家の中に置かれた家具をはじめとする家庭用品の形の多くは矩形でできています。回転するものといえば扇風機や換気

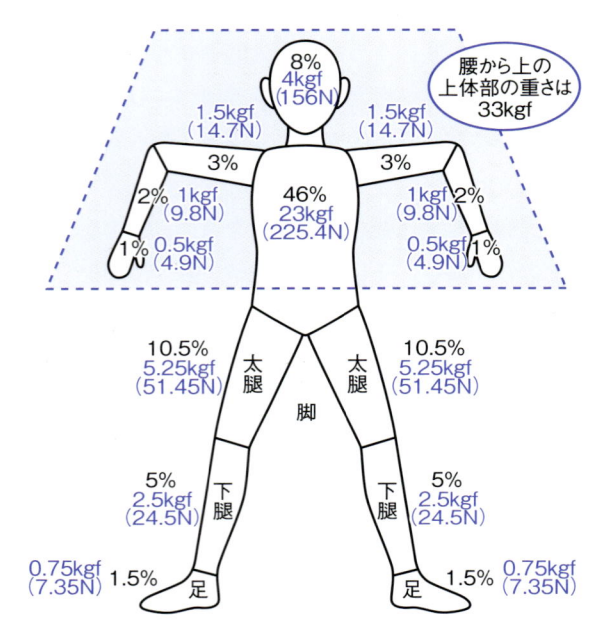

図6-1　体重50kgfを百分比で表した身体各部位の重力（重さ）
【上体部（頭、胴体、上腕、前腕、手）の重さは33kgf（323.4N）です】

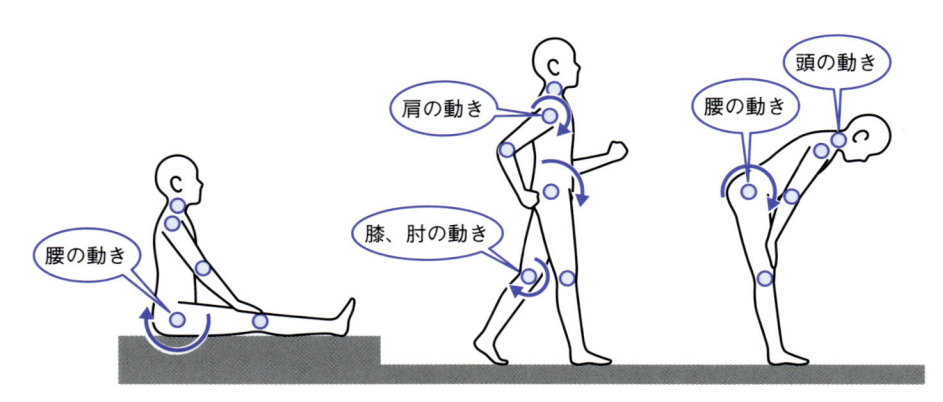

図6-2　身体各部の関節が回って身体は動く（座る、歩く、お辞儀する）

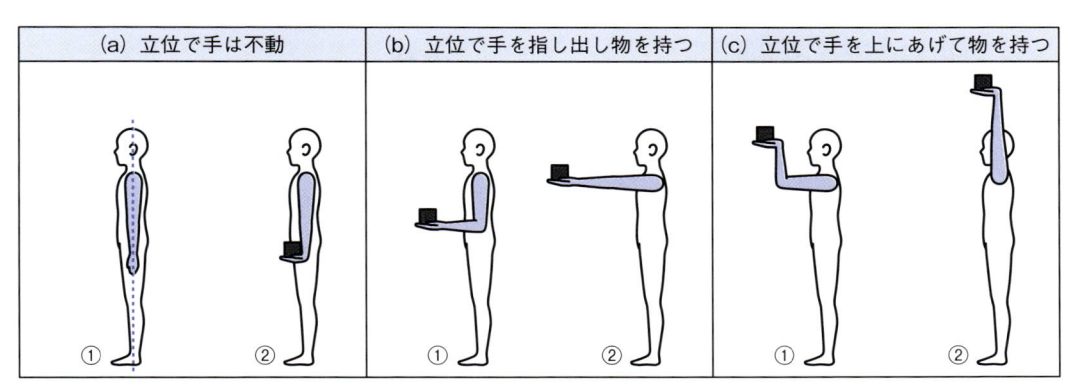

(a) 立位で手は不動	(b) 立位で手を指し出し物を持つ	(c) 立位で手を上にあげて物を持つ
① ②	① ②	① ②

図6-3 立位で物を保持する姿勢

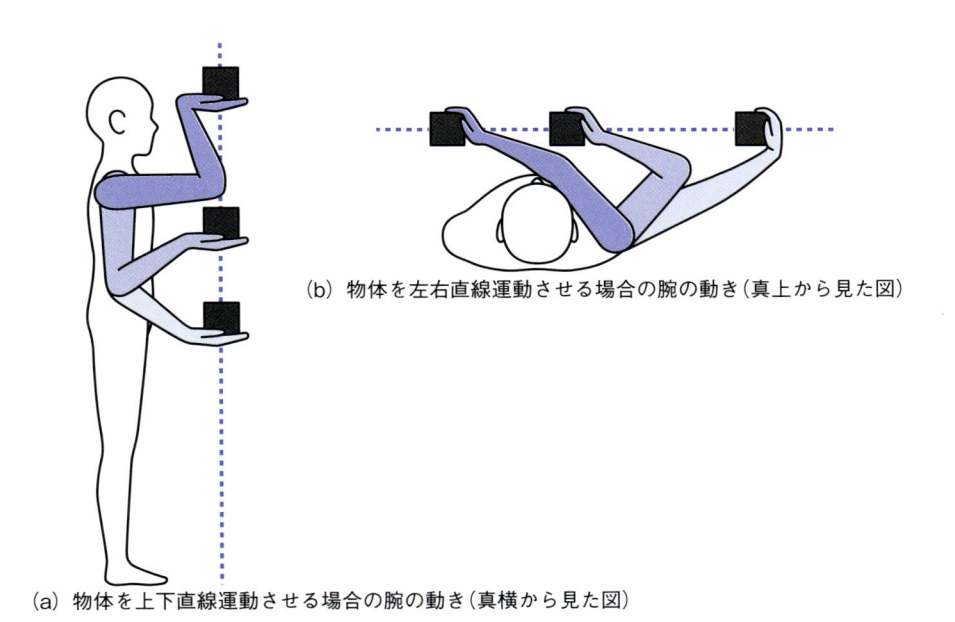

(b) 物体を左右直線運動させる場合の腕の動き（真上から見た図）

(a) 物体を上下直線運動させる場合の腕の動き（真横から見た図）

図6-4 物を直線運動させる場合の腕の動き

扇、オーディオ製品のモータ類、ジャムなどの瓶の蓋、ペットボトルのキャップ、それに回転椅子、ノートパソコンの蓋を兼ねたディスプレイなどがあります。これらを見ると、動く物の多くは回転する、回転させる物が多いかがわかります。

　図6-3は直立した状態で手に物を持ち、その物を前腕・上腕を上げて移動させた様子を示します。このなかで最も負担の多い姿勢は図6-3(b)②で、同じ重さの物を持っても物の位置によって人間が受ける負担は大きく変わります。人間の手足は回転するのみだと説明しましたが、図6-4は、回転運動を直線運動に変えることができることを示しています。人間の動きの基本は回転ですが、直線運動もできるような運動変換も可能なのです。

人間の骨格と筋肉

　人間の動きの基本は回転です。電気で動くモータをロボットの関節部に取りつければ、上肢、下肢の回転運動を実現できます。それがロボットです。しかし、筋肉は一方向（直線運動）へしか縮まない動力源ですので、その動きと力をどのようにして手足の骨格を回転運動に変換できるのでしょうか。**図6-5**は上腕と前腕の骨の間を筋肉で結ばれている様子を示します。図をみると明らかなように、筋肉が縮むと上腕と前腕の間の角度は変わります。人体の各関節部が動くのはこの原理に基づいています。

　図6-6は膝関節の屈曲、**図6-7**は股関節の屈曲の様子です。筋肉の動きは直動運動です。その筋肉を動力源として、人間のさまざまな骨が回転運動するのです。**図6-4**に示したように直線的に物を動かすことなどができます。

　動くために回転するのに対して、基本的には静止させていて、必要に応じて微小回転させる部位もあります。それは頭蓋骨です。**図6-8**は頭蓋骨が静止している状態の筋力と頭蓋骨のバランス状態を示します。頭蓋骨の力点に作用している伸筋群の力が弱まると、平衡していた頭蓋骨の力関係が崩れ、頭部は前傾してしまいます。このように力のやり取りを力学的に考えることで頭部の持ち上げ、あるいは作業で動かす四肢がどのくらいの負担を受けているのかについて解析が行えます。これについては次章以降で詳しくお話しします。

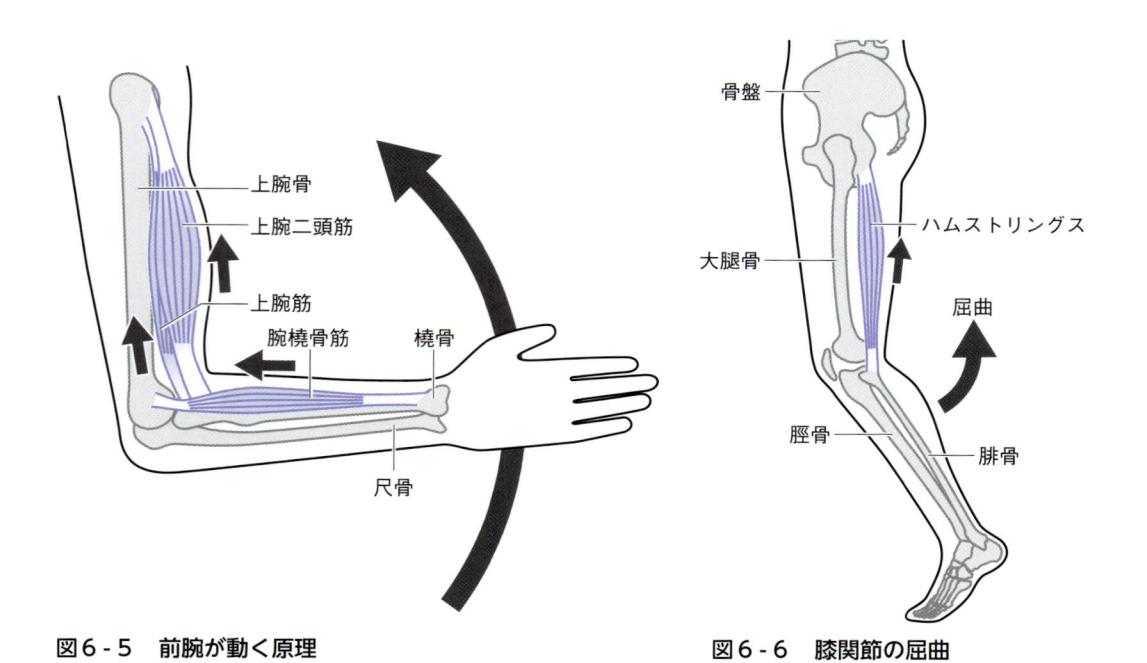

図6-5　前腕が動く原理　　　　　　　　　図6-6　膝関節の屈曲

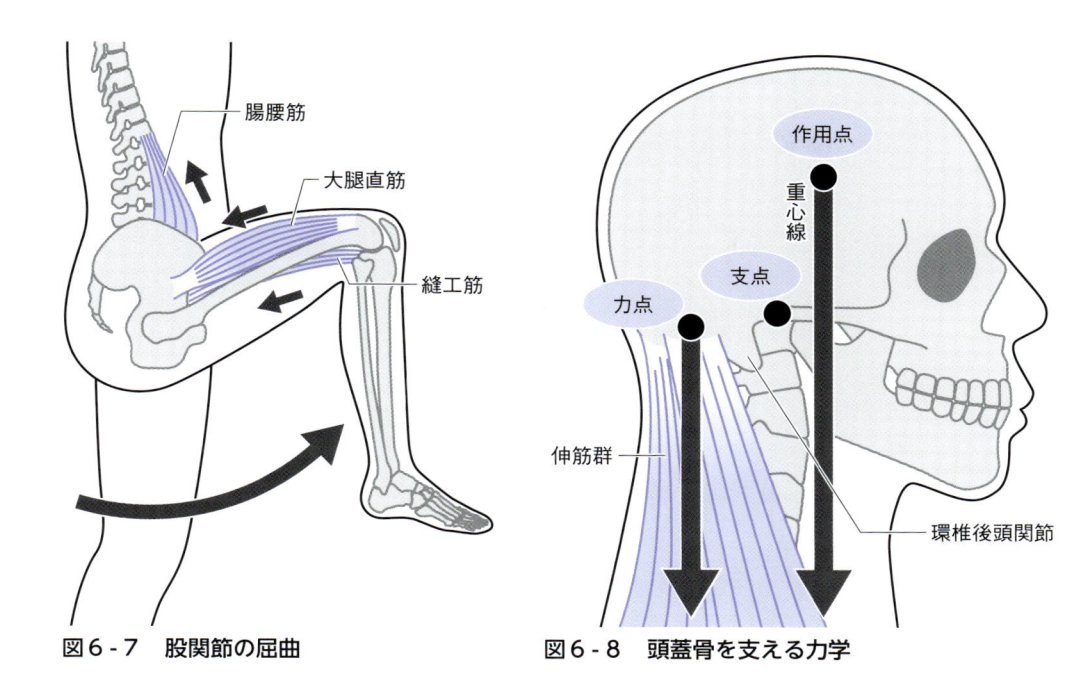

図6-7 股関節の屈曲

図6-8 頭蓋骨を支える力学

看護姿勢・動作と力学の関係

❶ 人間のバランスとは

　もう一度**図6-1**をみてください。この図は人間部位の重さがわかる百分比を示しています。この図から上体は全体重の半分以上あることがわかります。その重い上体がお辞儀するために前傾すると、銅像のように固い物であればすぐに前に倒れてしまいます。しかし、人間はすみやかに殿部を後方に引き、転倒から身を守ることができるのです。このようなことができるのは、**図6-1**に示したように各部位がそれぞれの重さをもっているので、その重さを前後左右に動かしバランスを取ることができるからです。例えば、お腹に赤ちゃんがいる妊婦さんは、上体を後ろにわずかに反らしています。それは、腹部に赤ちゃんの重みがかかっているので、上体を後ろに反らさないとバランスが崩れ前方に倒れてしまうからです。こうした人間が無意識に行う姿勢の調整は、第5章で述べたフィードフォワード制御によるものなのです。

❷ 看護と重心

　姿勢には、じっとしている状態の静止姿勢とスポーツをするときのように動いている動的姿勢があります。看護作業では動く動作はたくさんありますが、それらはどちらかというと静的姿勢に近いといえるでしょう。

　静的に起立した場合の姿勢を**図6-9**に示します。この起立時のヒトの重心位置を図中に示してあります。静止状態の人の z 方向の重心は、ほぼ**図6-9**に示すように骨盤内の仙骨（第2仙椎）

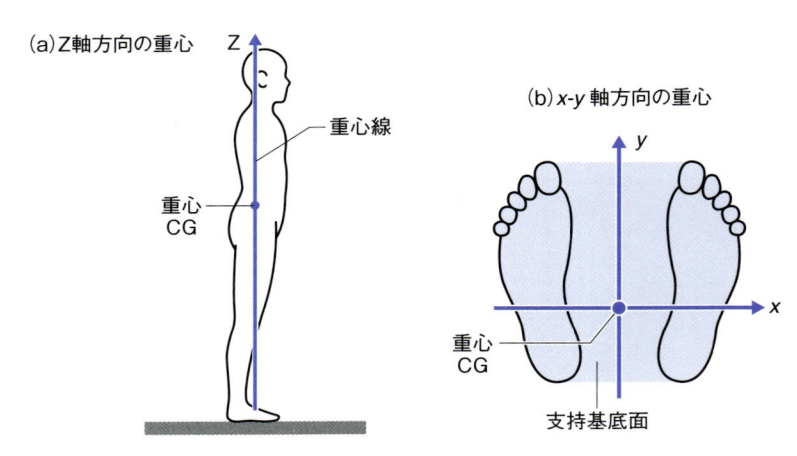

図6-9　直立姿勢時の重心位置

のやや前側にあって、床面から測って身長の約55％位置にあるといわれています。そして床面に平行する足底x-yの重心は図示した位置にあり、静止して起立していてもわずかに前後左右に揺れ動きます。例えば、図の起立状態からお辞儀を開始すると、床面の重心位置は身体前方に移動していきます。そのお辞儀するときに両足を揃え、膝を曲げずに頭をさらに前方へと移していくと、ついに重心は**図6-9図(b)**の影部分からはみ出し前に倒れます。**図7-8**（p.67参照）で詳しく説明しますが、影の部分は支持基底面といい、この部分から重心が外へ出ると人でも物でも倒れてしまいます。そのため重心と支持基底面との関係は非常に大切です。次章以降で重心、支持基底面の関係について詳しくお話ししましょう。

　地球上には重力があります。この重力は質量があるあらゆる物体に作用する力です。したがって、人間にも重力は作用しています。それが体重です。人間の体重は変わらないのですが、四肢、頭部、上体部の位置は、異なる動作・姿勢を行うたびにその位置関係は変わります。**図6-9**のように直立していた人がお辞儀をすると、身体全体の重心位置は変わります。この重心変動があるがために、腰痛を起こしたり転倒したりするのです。

　実際の作業には、**図6-10**に示すように引く・押す、回す、持ち上げる、保持するなどの看護姿勢、動作があります。図に示した動作は看護師と同じ程度の体重の患者を相手にした作業動作です。もし1人で患者を持ち上げるようなことがあれば、突然体重は2倍になり重心位置も急に変わります。そのため、負担が少なく安全で倒れないような工夫が必要になります。

　看護はベッド周りの仕事が多いので**図6-11**に示す前傾姿勢で物を持つときの状態を示しました。各姿勢の重心を通る鉛直線を記入してありますので、その線が足の支持基底面からはみ出したなら、不安定になって転倒します。この鉛直線のことを重心線といいます。立位姿勢で足を左右に広げるとか前後に引くとかし支持基底面を広げると転倒のリスクは小さくなります。このことを確かめるため、足を左右に広げた人と前後に広げた人が綱引きを行うと、前後に足を広げ前後方向の支持基底面を広げた人のほうが強いことがわかります。実験を試み自身の体で実感してみてください。

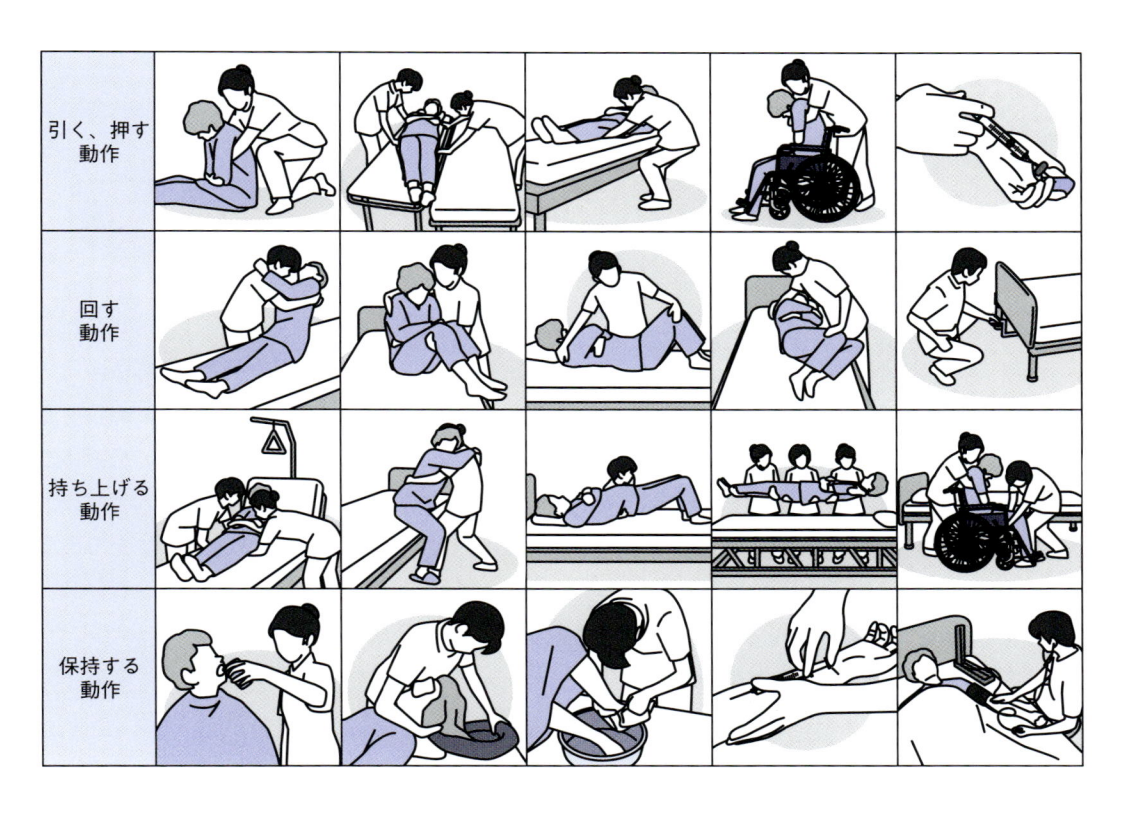

引く、押す動作					
回す動作					
持ち上げる動作					
保持する動作					

図6-10　看護で行う典型的な動作・姿勢の例

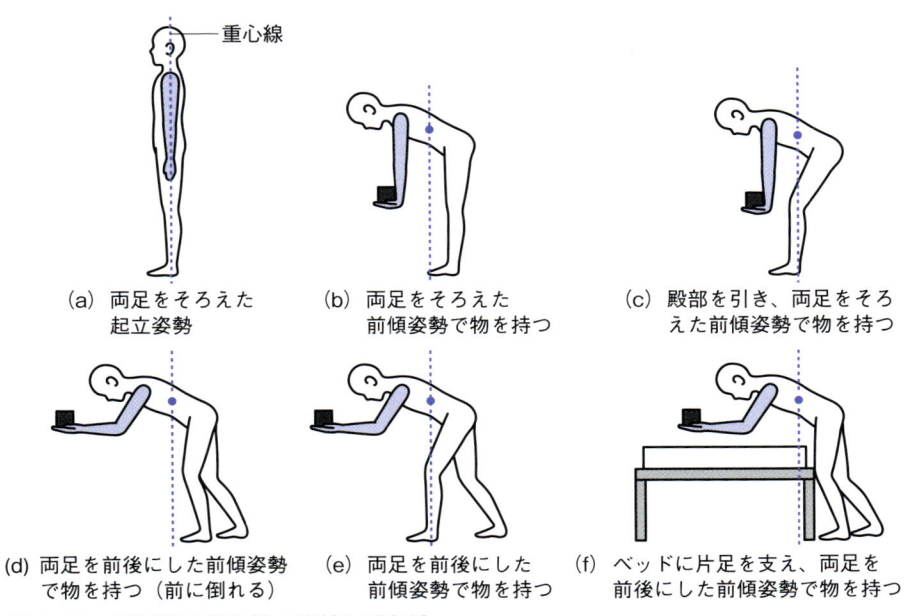

（a）両足をそろえた起立姿勢

（b）両足をそろえた前傾姿勢で物を持つ

（c）殿部を引き、両足をそろえた前傾姿勢で物を持つ

（d）両足を前後にした前傾姿勢で物を持つ（前に倒れる）

（e）両足を前後にした前傾姿勢で物を持つ

（f）ベッドに片足を支え、両足を前後にした前傾姿勢で物を持つ

図6-11　前屈時に物を持つ姿勢と重心線

第7章

看護動作を理解するための物理・力学

　看護でなぜ物理や力学が必要なのでしょうか。看護分野でなくとも、物理・力学はあらゆる分野で必要ですが、とくに看護で必要な理由は、バイタルサインにかかわる温度・血圧、点滴・輸液、床ずれにかかわる圧力、重い物品や患者を持ち上げ移乗にかかわる力、ベッド上で患者移動に関する摩擦、臥床患者の押し・引き移動、抱き起こし、車椅子への移乗などで発揮する力など、多くの物理・力学現象にかかわって仕事をしているからです。そして、ハサミや鑷子はテコの原理、注射器や点滴・輸液は圧力、重いストレッチャーを移動させれば慣性の法則、マットレス上の患者とシーツの間には摩擦などと、あらゆるところに物理・力学が関係しています。そこで、本章ではこうした看護動作や医療用具とかかわりが深い物理・力学の初歩について考えます。

看護と圧力について

　ふだん力を意識しないで行っている、紙一枚持ち上げる、鉛筆で字を書くなどのごく細かい手作業や行為も、そこには大小の力が必ず発揮されています。そして、持つ、触る、握る、なぜる、こする、ひねるなど日常行っているあらゆる人間動作にはすべて力がかかっています。電気や力といったものは目に見えないので、わかりにくいのですね。しかし、電気であればボルトやアンペアという電気量が測れるテスターがあります。力であれば体重計やばね秤を使ってその量を知ることができます。しかし、作業中に発揮した力の大きさを測ることは一般にはできません。力の仲間である圧力の例が看護では身近に多くみられますので、まず看護と圧力がどのように関係しているかを見てみましょう。

❶ 面積が小さいほど圧力は大きくなる

　図7-1は圧力を理解するために示した例です。図7-1(a)は水の入ったペットボトルをスポンジの上に正常に置いた場合と本来の置き方とは逆さにして置いた場合の様子を示します。図より明らかなように、キャップを下にして置くとスポンジは大きく凹みます。同じ重さのペットボトルですが凹みが異なることを理解するには、圧力という物理量を考えるとよくわかります。

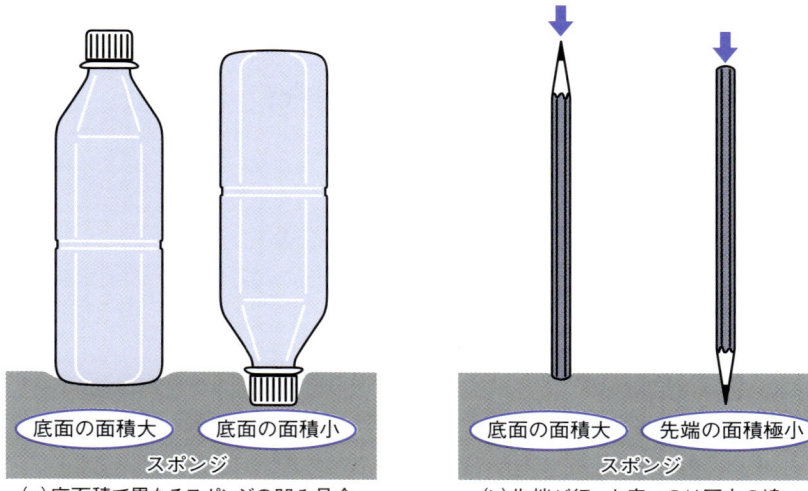

(a) 底面積で異なるスポンジの凹み具合

(b) 先端が細いと痛いのは圧力の違い

図7-1 ペットボトルと鉛筆の圧力

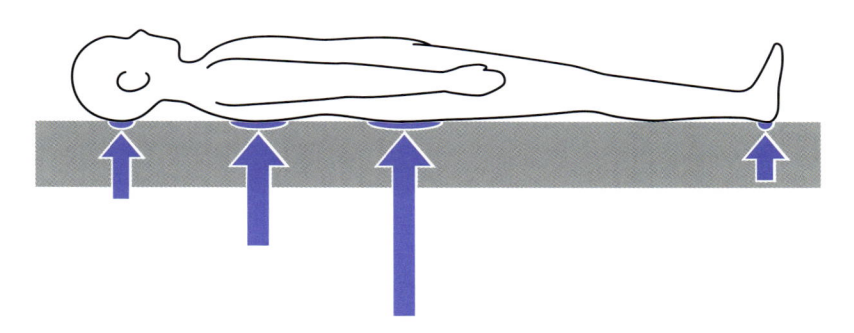

図7-2 臥床時の背面にかかる圧力の大きさ

　また、**図7-1(b)**は鉛筆の芯側と反対側を同じ力で押したときのスポンジの変形具合です。先端が尖った芯側では奥深くまでその先端の芯は進みます。

　ペットボトル、鉛筆ともにスポンジの凹みが違うのはスポンジに接する部分の面積が違っているからです。圧力とは、「単位面積当たりの力」であると定義され、加わった力を接触面積で割った値（力／面積）なのです。接触部の面積の大小でスポンジの沈み具合が異なるという理屈を理解すると、物体にかかる力が一定であってもその力を接触面積で割り算する圧力で比較すると面積が小さければ、圧力の値は大きくなることが理解できます。つまり、同じ力が加わっていても接触面積が小さいほど圧力は大きくなるのです。

　図7-1(b)の鉛筆の例は、鉛筆を片手に持って皮膚を刺したらすぐにわかります。芯のほうで押せば痛いし、芯とは逆の端で押せば痛くありません。芯の先は点のように面積は小さいので、押す力が小さくても圧力で考えるとものすごく大きい値になるので痛いということは理解できるでしょう。注射針や縫い針で皮膚を刺せばすぐに刺さり血が出るのは、針先の面積が極細なので極端に大きな圧力が針先にかかるからです。よくハイヒールで足を踏まれるとものすごく痛いと

いいますが、それはハイヒールの踵の面積が小さいので踏まれた個所の圧力が大きいからです。

　図7-2は硬いベッド上の臥床者の背面圧力について示しています。もし、臥床者が適切なクッションのマットレス上に寝ているとするなら、マットレスと背面の接触は一様になるので、図のような圧力分布にはならないでしょう。しかし、図にみるように背中や膝の裏側に空間ができるようなら、腰部の圧力はいちばん大きく、次に肩部に大きな圧力がかかります。高級なマットレスは、臥床者の背面圧力分布を測り、測った圧力分布に見合ったマットレスの堅さを調整してもらえます。このような調整を行うことにより、快眠が得られるならそれは人間工学の成果といえます。

❷ 手の姿勢で変わる圧力

　圧力に関してはほかにも興味ある応用があります。**図7-3**は患者の手を握るようなときに応用される圧力です。**図7-3**(a)は**図7-1**(a)と同じように平面に接する面積を大きくした場合で圧力は分散され小さくなります。**図7-3**(b)は指を立てて平面を押す場合を示します。この**図7-3**(b)の指先の接触面積は小さいので圧力は高そうだと思われます。しかし、力の大きさを考えると指先に大きな力は自ずからかけられませんので圧力は小さくなります。一方、手のひらには前腕を使い大きな力を加えられるのでそこでの圧力は大きく、図示したような圧力分布になります。

　次に物を持つ手を考えてみましょう。**図7-3**(c)はレンガのような物体を図のような手つきで持った場合、**図7-3**(d)はダチョウのような大きな卵を持ったときの手に加わる圧力分布です。患者を介助する場合に手を握ることがありますが、そのような場合は**図7-3**(d)のようにてのひ

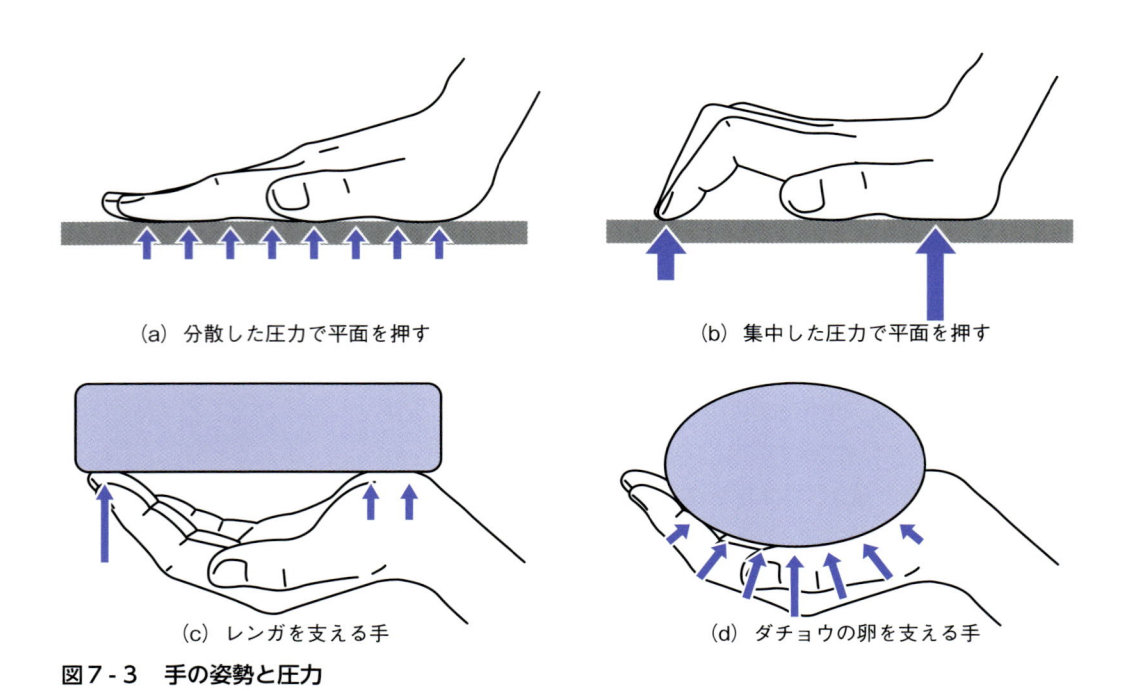

(a) 分散した圧力で平面を押す　　　　　　　(b) 集中した圧力で平面を押す

(c) レンガを支える手　　　　　　　(d) ダチョウの卵を支える手

図7-3　手の姿勢と圧力

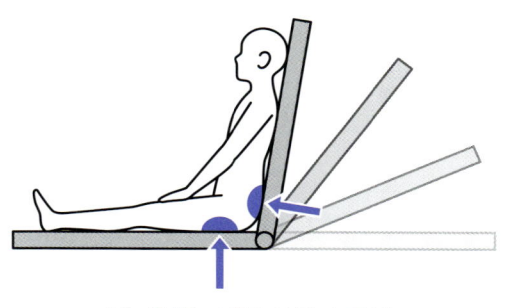
（a）殿部に空間あり（集中圧力）

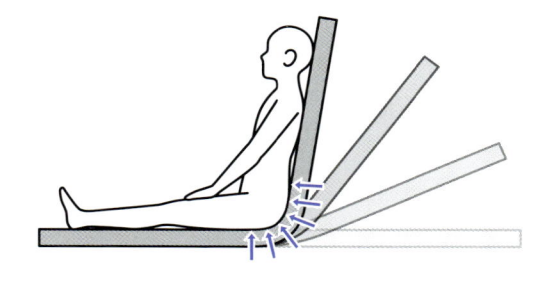
（a）殿部に空間なし（分布した圧力）

図7‑4　ギャッチベッドの背部圧力の分散化

らを使って、つまり接触面積を広くして手を握るとしっかりつかめ、かつ患者に安心感を与えることができます。

　最後に人間工学研究の成果といえるような例を紹介します。**図7‑4**はギャッチベッドの改善前と改善後の様子を示します。**図7‑4**（a）では臥床者の腰部に空間がみえますね。**図7‑4**（b）ではそれがみえないように特殊な構造を考えて作ったベッドです。この図からわかるように、**図7‑4**（a）では腰部に集中圧力がかかり、**図7‑4**（b）では腰部に分散圧力がかかっています。**図7‑4**（b）のように改善したことによって、腰部から殿部にかけての圧力は分散し、ベッド背上げ時の背面圧迫を減少することができるのです。このように身体にあわせた医療機器や用具を工夫し、作ることも人間工学が果たす役割なのです。

看護と摩擦について

　質量があるあらゆる物体には重力がかかっています。人間でいうなら重力は体重です。ベッドに座っている患者にも当然、マットレス上に体重という力がかかっています。今、この座位にある患者を後ろに移動させる場合を考えます（**図7‑5**）。殿部とマットレスとの間には摩擦があるので、患者を引いてもそう簡単には移動できません。もしも摩擦がなければ、後ろへ引く力をかけると後方へ簡単に移動できます。このように摩擦があると患者を簡単には動かせません。動かそうとするその引く力（患者を動かす力）は摩擦力といい、患者の体重と患者のパジャマとマットレスと間の摩擦係数にその力は依存します。この摩擦力は、摩擦係数と患者の体重（垂直抗力）との掛け算で決まります。

　以上のように患者体重（垂直抗力）は接触面であるマットレスに作用していますが、動かすために引く力（摩擦力）も患者に作用します。患者を動かそうとするとき、接触面に垂直に働く成分（この場合体重）は垂直抗力といいます。

　図7‑5に示したように摩擦力 F_f は、$\mu M g$ で求まります。ここで μ は摩擦係数、Mg（M は質量、g は重力加速度9.8m/s²）は体重で、体重計に乗ればすぐわかる値です。問題は摩擦係数 μ の値です。接触する2つの物体の物性および接触部の荒さにより摩擦係数は異なります。

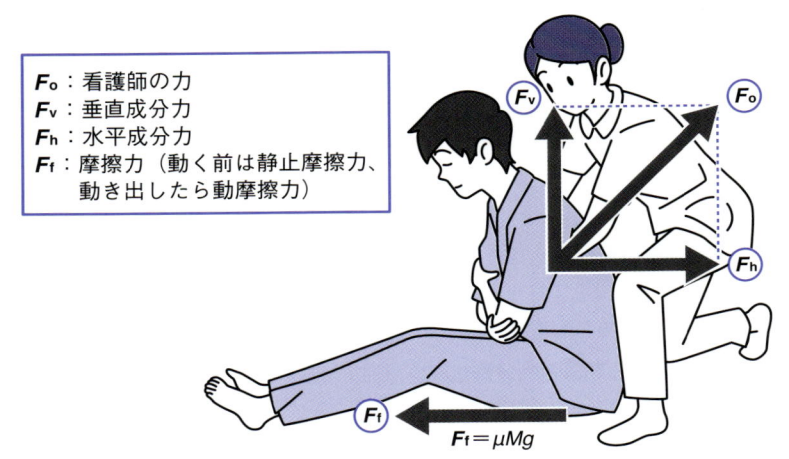

F_o ： 看護師の力
F_v ： 垂直成分力
F_h ： 水平成分力
F_f ： 摩擦力（動く前は静止摩擦力、
　　　動き出したら動摩擦力）

$F_f = \mu Mg$

図7-5　患者を動かす場合の摩擦力

　参考のため2種物体間の摩擦係数μの概要は、以下のとおりです。

・コンクリートとゴム：1.2

・木と足の裏：0.8

・乾燥した木と乾燥した木：0.25〜0.5

・氷と氷：0.05〜0.15

・鉄と油を塗った鉄：0.01〜0.1

・綿布と綿布：0.2〜0.6

　図7-5に示すようにシーツ上の長座位患者を看護師が移動する場合に看護師が発揮する移動力（水平方向の力　μMg）を推定してみましょう。患者のパジャマとシーツ、つまり繊維同士の接触ですから0.6前後と思われますので、体重70kgfの患者は42kgfの力で動かせます。

　例えば、摩擦係数μが0.1という非常に小さい値の繊維（シーツ）があったとしましょう。この繊維を**図7-5**の患者の殿部に敷き、移動させる場合の摩擦力は、前述の式（μMg）により求まります。この式に値を代入すると体重70kgfの患者を移動させる場合の摩擦力はその0.1倍ですから、わずか7kgfで患者を簡単に動かすことができるのです。これはマットレスが変形しないことが条件です。ふつうにはマットレスは軟らかくて患者が座れば凹みます。そうなるとその凹みのために摩擦力以外の力が関係してくることになり、上記したように簡単に摩擦力を求めるわけにはいきません。現在、小さな摩擦係数（μ：0.1〜0.4）の繊維を利用してベッド上の患者や介護者を移動するための看護・介護支援用の用具が市販され実用されています。

看護と作用・反作用の法則について

　ニュートンの運動法則の1つに運動の第3法則「作用・反作用の法則」があります。これは、ある物体が他の物体に作用を及ぼすとき、それとは逆向きで大きさの等しい反作用が常にはたらくというものです。ここで、力の作用・反作用について解説しましょう。例えば、左右の手でバ

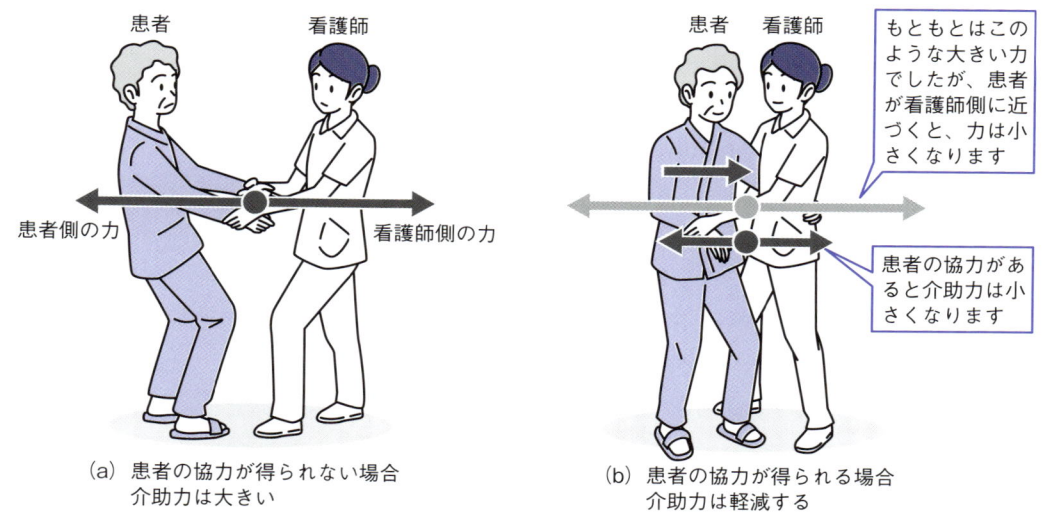

図7-6　力の作用・反作用と患者の助力

ネを伸ばすために引っ張るとバネは伸び、伸びた状態では左右の手に同じ大きさの力がかかります。ところが、左手と右手にかかる力の方向は全く逆なのです。このことを言葉で表すと「バネにかけた力の大きさは同じでその力がかかる方向は反対である」といえます。これが「作用・反作用の法則」の意味です。

　図7-6は看護師が患者の手をとって誘導する姿です。図7-6(a)は患者の身体の一部に障害があり、思うように歩けない場合で、歩けるように看護師は力をそえて誘導しています。このときの患者、看護師の手には大きな力がかかっています。しかし、図7-6(b)のように患者が歩くことに対して協力的であるなら、手で誘導する力はかなり小さくなります。患者と看護師の手にかかる力に注目すると図に示したように力の大小はありますが、力の大きさが同じですが方向は反対なのです。これが力の作用・反作用の法則です。

重力と質量の違いについて

　重力は地球上の物体すべてに対して平等にかかっている力です。この力は地球には重力加速度が存在するので、その重力加速度により生じる力です。ニュートンの第2法則は「運動の変化（加速度）は、加えた力に比例し、質量に反比例する」ことです。その重力は「質量M×重力加速度g」といい表すこともできます。質量は、あらゆる物体がもつ固有の値であって、本1冊0.5kg（キログラム）、1Lペットボトル1本1kg、人間1人50kgなどといわれる固有の値です。物体を動かそうとするときは必ず加速度が関係します。ところが、地球上では質量のある物体を持つだけで手には力がかかります。このときの力は重力加速度がかかわり、地球上の重力加速度gは9.8 [m/s²]とほぼ決まっている値です。

　今、ある人の質量を50kgとするなら、この値に重力加速度9.8m/s²を掛け算し、この人の重力

は490kg・m/s²（50 × 9.8 [kg × m/s²]）と求まります。この値は、ニュートンという力の単位 [N] を用いると、490 [N] となります。質量 1 kg の重力は9.8 [N] であることを利用しています。地球上では質量の単位 kg と今も使われている重力単位 kgf（kg重）は同じ値ですから、あまり問題ないのですが、上述の重力加速度は月にいけば地球の 1 / 6、宇宙へ行けばゼロです。そのため、重力加速度に関係する重力は場所（地球、月、宇宙）によって変わります。

　しかし、質量と重力は地球上では同じ値ですが、月での重力は地球の 1 / 6、宇宙での重力はゼロです。そのため、無重力の宇宙船内で撮影した若田宇宙飛行士の映像をみると船内であの重い身体が浮いていました。空中に浮いているので重力はゼロですが、質量（若田宇宙飛行士の質量）は地球上と同じ値なのです。質量は固有の値ですので、月でも宇宙でもどこへいっても同じ値です。しかし、重力は上述のように変わり、宇宙ではゼロなのです。質量と重力の違いがわかると力学について理解できるようになりますので、この違いをもう一度確認してください。

重 心線とは

　重心とは物体の中心ですが、その中心というのは重さ（重力）を考えた場合、重さ全体を 1 点で支えることができる点です。また、右回りと左回りの力のモーメントが釣り合う点ともいえます。

　図7 - 7は重さのバランスを上手に応用した郵便物の目方を測るメジャーです。重心を支えると左右の重り（重りと郵便物）はバランスが取れます。測る郵便物の重さによって目盛盤が回転し、バランスのとれたところで止まります。そのときの目盛を読めばグラム単位の重量がわかります。

　重心から床面に引いた鉛直線を重心線といいます。人や物が倒れる場合、倒れるのは支持基底

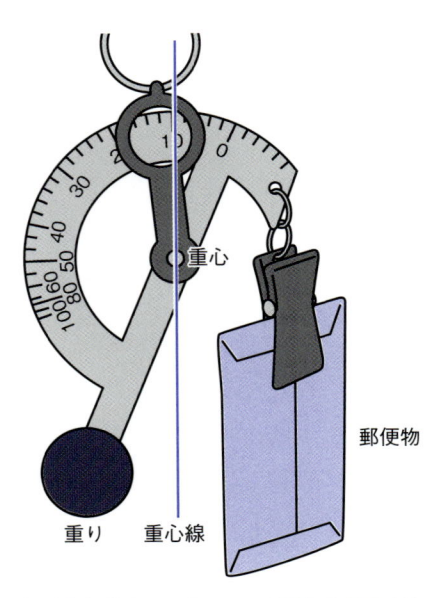

図7 - 7　小型郵便物秤のバランス（重心と重心線）

面から重心線がはみ出すからというような表現をします。支持基底面については後ほど詳しくお話ししますので、支持基底面と重心線の上記の関係は記憶にとどめておいてください。

看護における支持基底面と姿勢の安定について

前章の**図6-9**（p.58）に直立姿勢時の重心と支持基底面をすでに示しました。この**図6-9**において足部の影部分を支持基底面といいます。また、お臍の近くにある重心から鉛直に床面に下ろした線は重心線ということは前述のとおりです。後述するように重心線がこの支持基底面内にあれば転倒することはありません。**図6-9**では人の支持基底面を示しましたが、物にも支持基底面は存在し、床面、机上面に物が置かれたときにその物が倒れないのは、その物の重心線がその物の支持基底面内におさまっているからなのです。

❶ 広がる人間の支持基底面

さて、人間の支持基底面は左右の足位置によって変わります。**図7-8**は人の足位置で変わる支持基底面と杖を使った場合の支持基底面を示します。図でわかるように両足を揃えた場合の支持基底面はいちばん小さく、左右前後に開くと大きくなります。また、杖や松葉杖を使うと**図7-8(e)～(h)**のようにさらに大きく広がります。

ベッドに平行に立ち看護作業を行う場合は、**図7-8(c)**のようですが、患者を支えたり移乗介助を行ったりした場合は、**図7-8(d)**のように斜めに足位置をとります。高齢者が杖を使う場合は**図7-8(e)**のようであり、松葉杖を使う場合は**図7-8(f)～(h)**のような支持基底面になります。起立し足を揃えた場合の重心は、**図7-8(a)**の支持基底面の左右中央のやや後ろにあります。深くお辞儀をすると、重心線は前方へ移動します。ベッド端で作業している**図7-8(c)**の場合、前傾し患者の部位を持ち上げると、重心は前方へ移動します。このとき、ベッドの端に膝を当てなければ転倒する可能性があります。

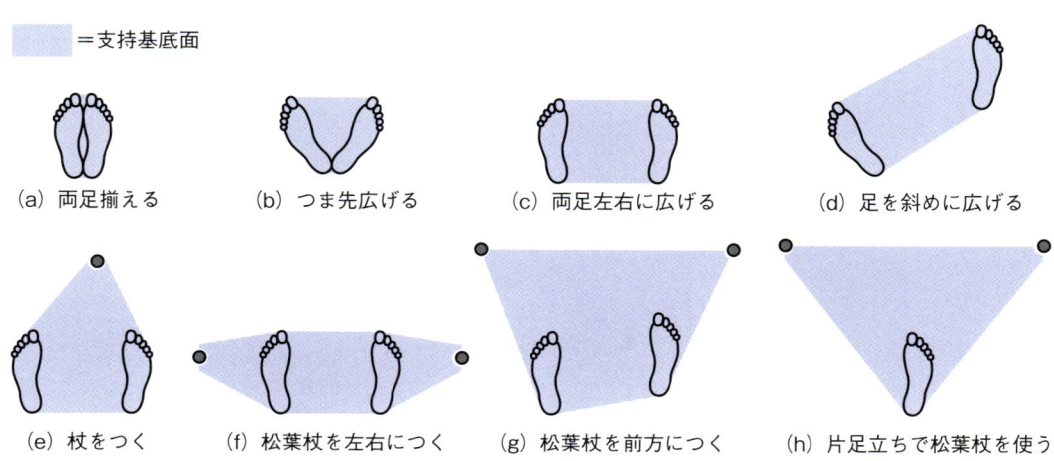

□＝支持基底面

（a）両足揃える　　（b）つま先広げる　　（c）両足左右に広げる　　（d）足を斜めに広げる

（e）杖をつく　　（f）松葉杖を左右につく　　（g）松葉杖を前方につく　　（h）片足立ちで松葉杖を使う

図7-8　足位置と杖で広がる支持基底面

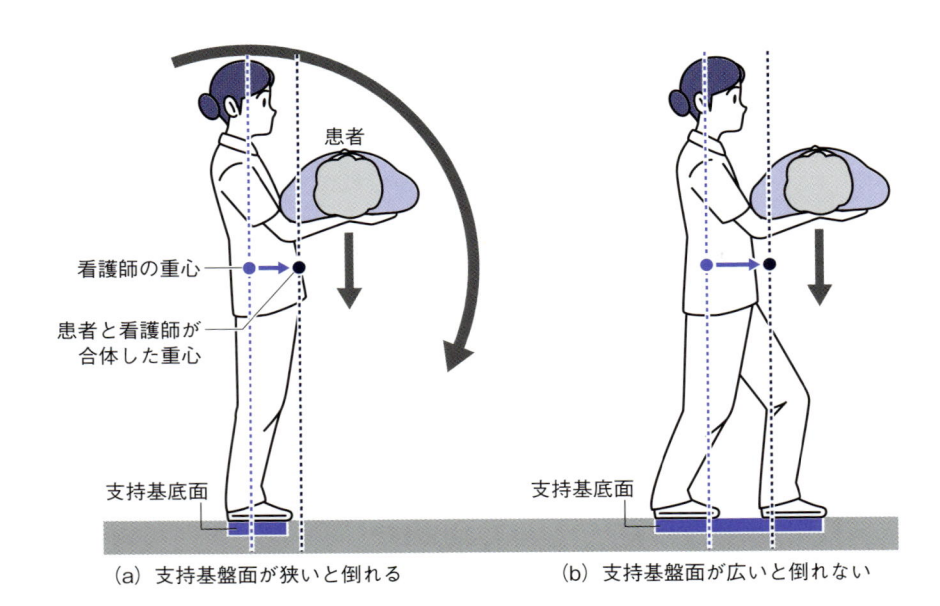

（a）支持基盤面が狭いと倒れる　　　（b）支持基盤面が広いと倒れない

図7-9　支持基底面を広げて転倒を防ぐ

　図7-9のように立ったまま患者を持ち上げるようなことはありません。もしも、**図7-9(a)**のように患者を持ち上げたとするなら、患者と看護師が合体した重心位置は支持基底面から前方にはみ出し、患者を持ち上げることは不可能です。ところが、**図7-9(b)**のように片足を一歩前に出して持ち上げるなら、重心線は支持基底面内に収まりますから転倒を免れます。

❷ 負担軽減のために支持基底面を縮める工夫

　図7-10は、仰臥位の患者の体位をコンパクトにまとめ、仰臥位から側臥位への体位変換を容易に行える工夫をした図です。患者背面とベッドとの接触面に注目してください。**図7-10(b)**では接触面が小さくなっています。これは、支持基底面が小さいと不安定になりますが、体位変換のために一時的に支持基底面を小さくし、仰臥位から側臥位に体位変換を楽に行えるアイデアです。

　図7-11は、仰臥患者の背面の支持基底面をコンパクトにまとめ、なおかつ膝を立て、さらに手を伸ばした姿勢を頭部から見た様子です。テコの原理で負担を軽減するための工夫です。患者は物ではないので、自由に体位をコンパクトにすることはできないでしょう。患者とコミュニケーションをよくとり、了解を得ながらコンパクトにするというのも負担軽減の1つではないでしょうか。

　図7-11(b)は背中が極端に丸くなったように描いてありますが、これは、両腕を挙上すると肩関節が持ち上がり、**図7-11(a)**の姿から**図7-11(b)**の姿に移るからです。このような背部姿勢になると、体位変換はかなり容易に行えるようになります。看護動作と支持基底面の関係は大切ですので、第9章、第10章でさらに詳しく説明します。

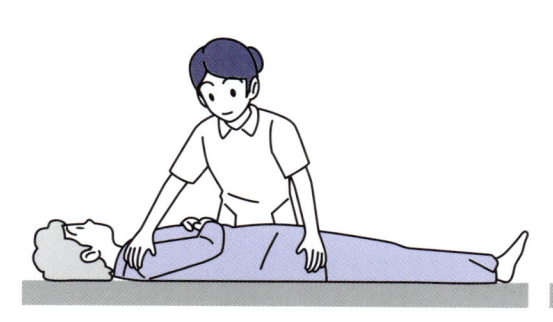
(a) 臥床者をコンパクトにまとめた様子

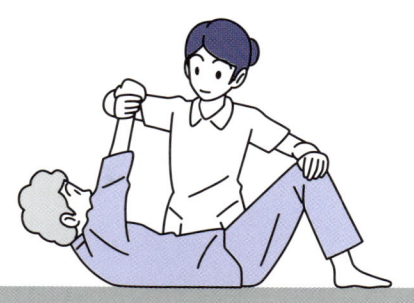
(b) テコの原理を活用するために臥床者の手足位置、支持基底面を小さくした様子

図7-10 ボディメカニクス応用の体位変換

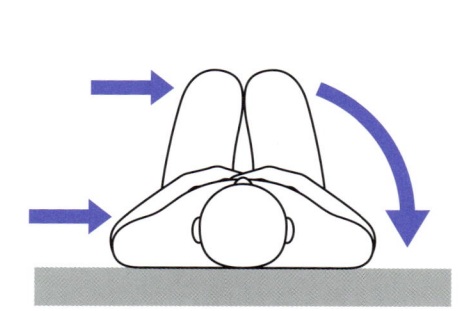
(a) 膝を立てた状態で側臥位へ体位変換

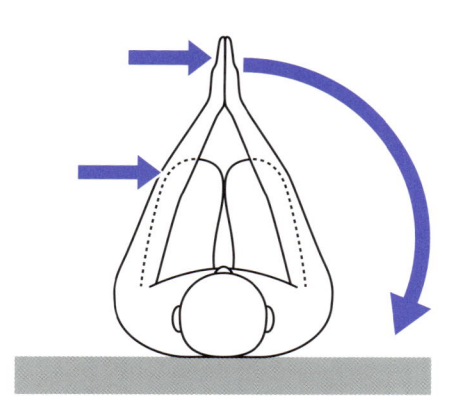
(b) 膝と両手を上げた状態で側臥位へ体位変換

図7-11 膝を立て両手を挙げた状態で仰臥位から側臥位への体位変換

看護における慣性について

　ニュートンの運動の法則の1つに第1法則という「慣性の法則」があります。ここで慣性というのは、動いている物体は現状をそのまま保持しようとする物体の性質をいいます。静止している物体に外から力が作用しない限り、物体は静止のまま、動いている物体なら等速運動をし続けるというのが「慣性の法則」です。

　図7-12に慣性のわかりやすい例を示します。止まっている電車が急発進したとしましょう。車内で立っていた乗客は、急発進するとは思っていませんので、**図7-12(b)**のように後方へ倒れかけます。なぜ、このように倒れかけるかというと、乗客の靴と電車の床面に摩擦があるからで、電車が動き出すと、乗客の足も同じように動きます。ところが脚から上の部分、つまり身体の上部は慣性の法則で静止し続けようとします。靴を履いた足元が電車と一緒に動きますが上体(殿部、腰部、胴体部、頭部などの各部位)はその位置にとどまっているような振る舞いをするので、この乗客は図のように倒れかけます。

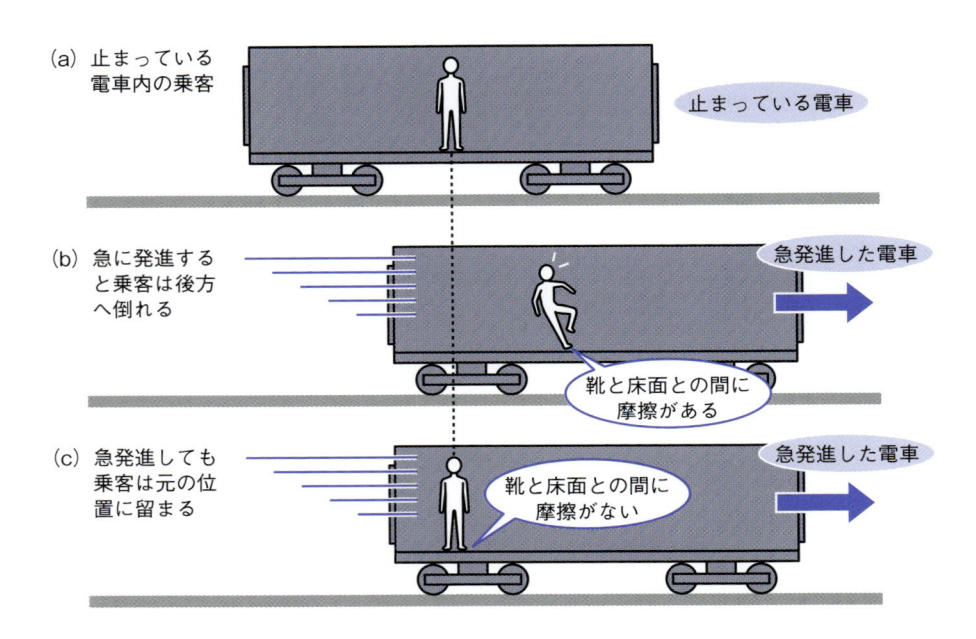

(a) 止まっている
電車内の乗客

止まっている電車

(b) 急に発進する
と乗客は後方
へ倒れる

急発進した電車

靴と床面との間に
摩擦がある

(c) 急発進しても
乗客は元の位
置に留まる

急発進した電車

靴と床面との間に
摩擦がない

図7-12 急発進すると人は倒れる慣性の法則

　このように乗客が電車発車時に乗客が倒れかけるのは、乗客の靴と床面との間に摩擦があるので、靴の部分は電車床面と一緒に走り出しますが、上体は慣性の法則に従い静止し続けるからです。もしも、靴と床面の間に摩擦がない場合はどうなるでしょうか。**図7-12(c)**のように乗客は停車していたときの線路上の位置を保ち続けるでしょうから、発車時の位置と変わりません。そのため、電車は進みますが乗客はそのままの位置に留まります。やがては後部の車掌室に乗客はぶつかることになるでしょう。

　看護において慣性の法則の応用例はあまりみられませんが、慣性を感じる場面は重い荷物を移動させるような場合で感じられます。患者を乗せたストレッチャーを急いで移動させるような場合や、廊下のコーナーを曲がろうとしたときに思うようにコントロールができないことがあります（本当はいけないことですが）。これなどは、押し続けた方向に慣性がはたらいていますので、急に曲がろうとしても直進し続けようと慣性の力が作用しているからです。慣性力を考慮しながら押さないと、ストレッチャーは直進し続け、曲がり角にきたときに、壁に衝突するおそれが生じます。

第8章

負担軽減のための基礎力学

人間の動きは回転運動を基礎にしているということを第6章の図6-2（p.54参照）で説明しました。人が発揮できるその動きの原動力となる力は限られています。そのため、人の能力以上の力が要求される場合は、工具や道具、あるいは機械力を借りることになります。力を借りないまでも、看護の現場では工夫をすれば、重い患者を動かすあるいは体位変換が可能になることがあります。そこで、本章では力の増倍ができるテコの原理と、力を出し過ぎないように注意を促すことができる力のモーメントについて詳しく説明します。

看護にかかわるテコのはなし

患者を移動、移乗、体位変換する場合には必ず力を出す必要があります。力はベクトルといって方向と大きさをもつ量ですから、力を発揮する方向を間違えると出した力は有効に働きません。**図8-1**はベッド上の患者を端座位および側臥位に介助するために方向転換させている様子を示します。これらの図をよく見ると手を動かす力は患者を回転する方向に作用させています。

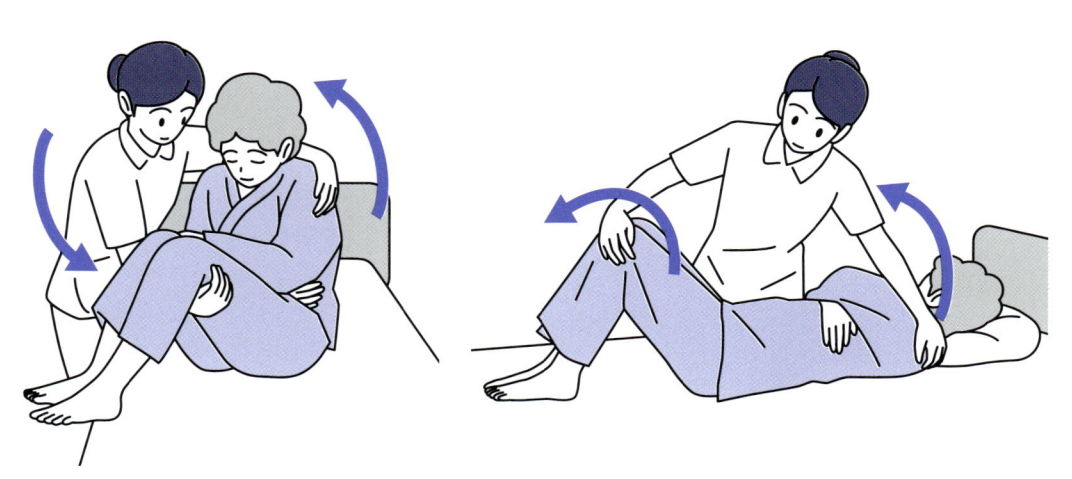

図8-1　回す看護動作

　図 8 - 2 (a)はテコの基本的な原理を示す第 1 種のテコの基本構造を示す図です。図 8 - 2 (a)のようにテコの端 b 点をテコに垂直に力を加えています。この力の方向を直角にしないと、その力は有効にテコに作用しないので、力を出した割には対象の物体が有効に動いてくれないということになります。このように加わるあるいは加える力はベクトルということから加える力の方向と大きさを考慮しなくてはなりません。

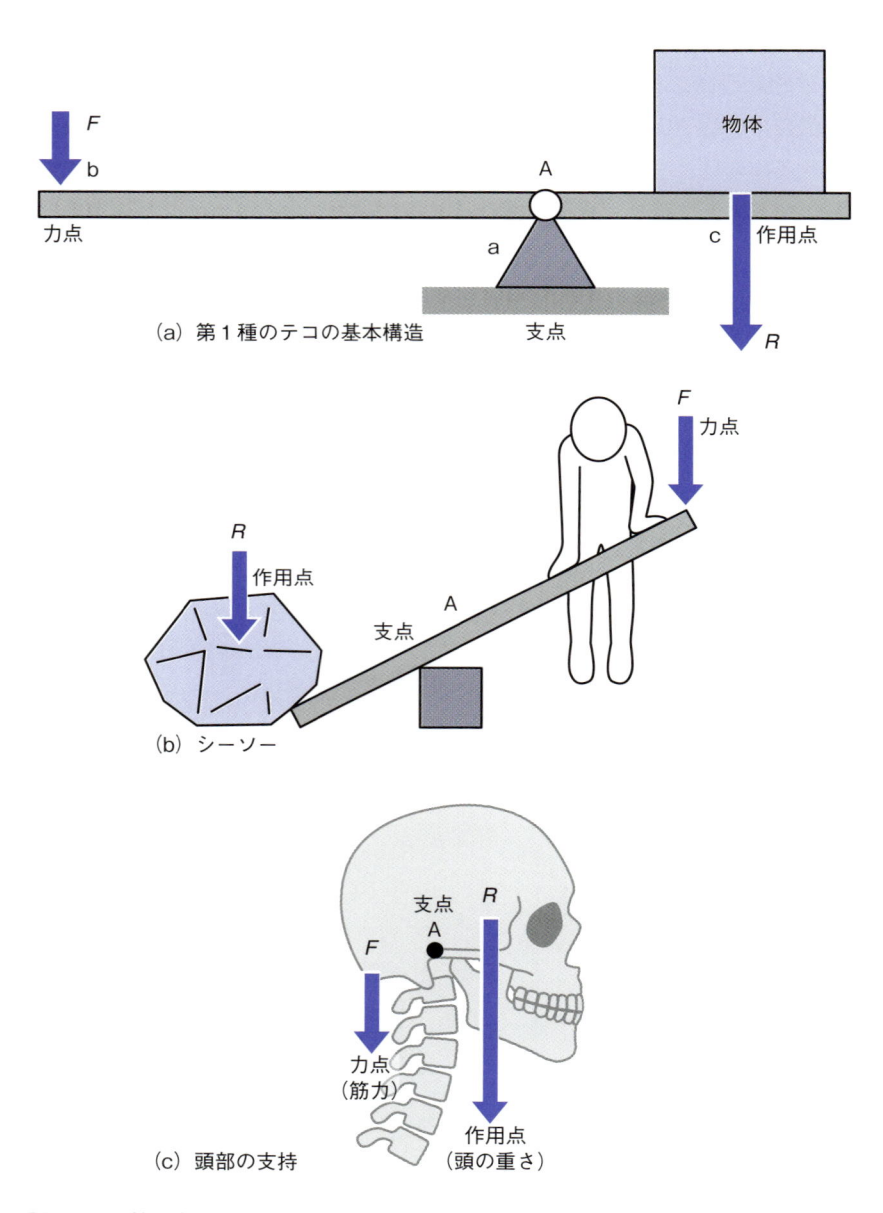

(a)　第 1 種のテコの基本構造

(b)　シーソー

(c)　頭部の支持

図 8 - 2　第 1 種のテコとその応用例

① テコの種類

第1種のテコ

　図8-2(a)のテコは基準となるもので、第1種のテコといいます。このほかに第2種、第3種のテコがありますので順次説明します。第1種のテコは図8-2に示したように物体にかかる力を増倍できるテコです。その増倍の大きさは、力点と支点間の距離（ba）が支点と作用点間の距離（ac）の何倍かで決まります。例えばbaを40cm、acを5cmとしますと、テコ比は8倍です。したがって、今力Fを10［N］加えたとすれば物体にかかる力は80［N］となります。図8-2(b)、(c)にシーソと人間の頭部の絵を示しました。図から明らかなように図8-2(b)(c)は典型的な第1種のテコの例だとわかります。この第1種のテコの応用は、釘抜き、栓抜き、ハサミ、ホチキスなどの工具や道具類にたくさんの応用例があります。

　図8-3は膝を立てて仰臥位から側臥位に体位変換する様子を示します。この方法は患者からの協力を必要としますが、患者の手足を組まないふつうの臥位から側臥位に体位変換する場合より約1／3だけ力の減少がみられたという報告があります。このように手を組み、膝を上げるという患者側の協力がある体位変換は、図示したように身体の見方を考えていくと第1種のテコの原理に基づいていることがわかります。

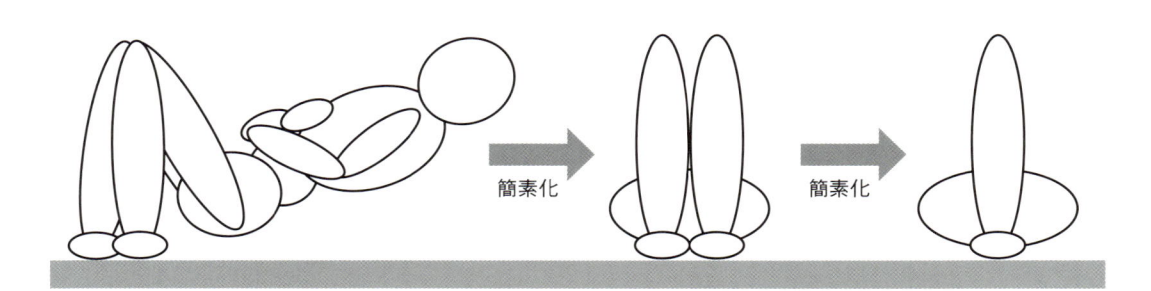

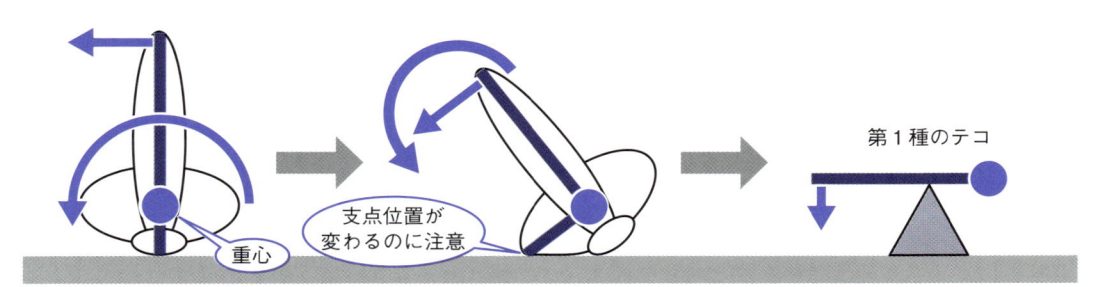

図8-3　第1種のテコとその応用を理解するための簡素化

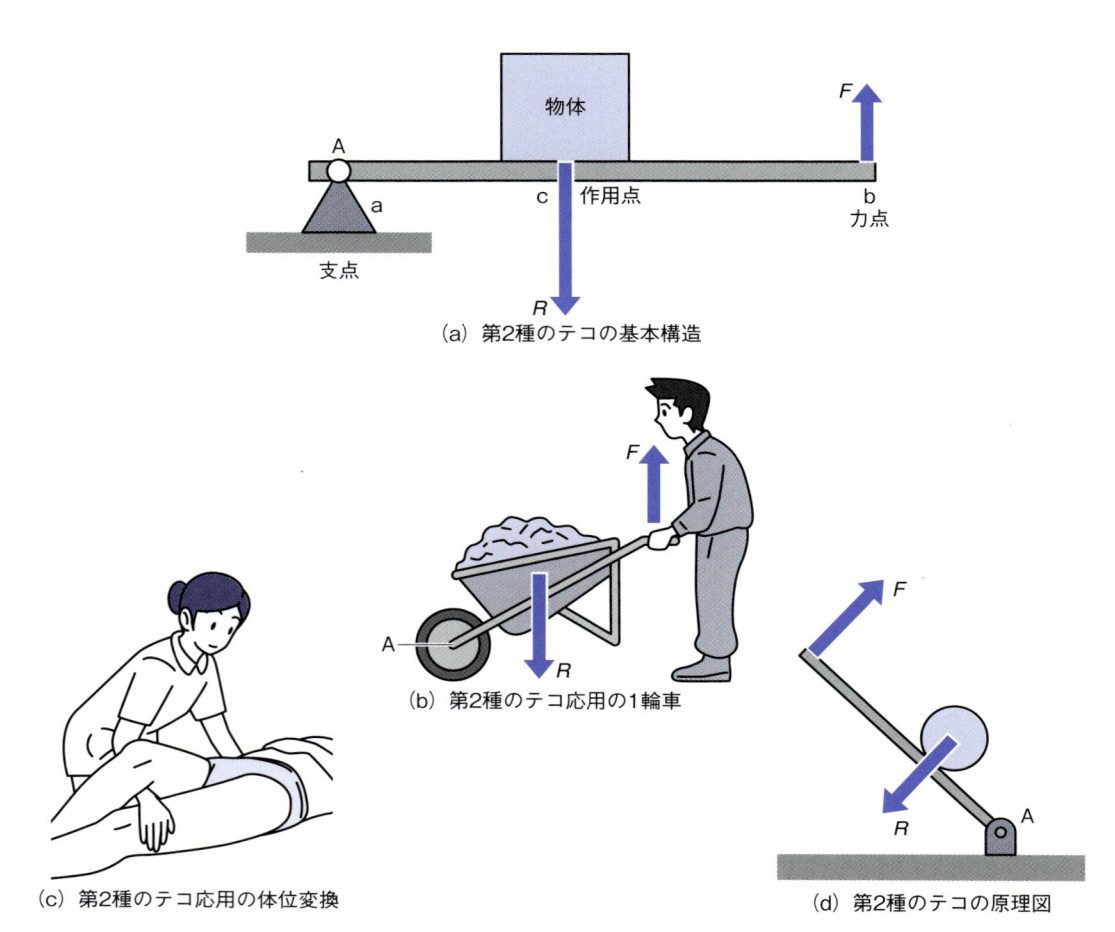

(a) 第2種のテコの基本構造

(b) 第2種のテコ応用の1輪車

(c) 第2種のテコ応用の体位変換

(d) 第2種のテコの原理図

図8-4　第2種のテコの原理と体位変換への応用

第2種のテコ

　図8-4(a)は第2種のテコの原理を示します。このテコの原理の応用でよくわかる例は図8-4(b)に示す一輪車です。図8-4(a)(b)を比較すれば、一輪車は第2種のテコの原理を活用していることはすぐわかります。図8-4(c)は看護への応用例です。この場合はわかりづらいので図8-4(d)のように棒状の機構に置き換えてみれば、図8-4(c)の看護動作は図8-4(a)の第2種のテコの原理に基づいていることがわかります。

第3種のテコ

　図8-5は第3種のテコの原理とその典型的な応用例を示します。この原理の応用は少ないのですが、カヌーのオールやシャベルを使って雪かきをする場合にその例がみられます。カヌーはオールの端を片手で保持し、その中程を反対の手でつかみ力を入れています。そのため、このカヌーのオールを漕ぐ様子が第3種のテコの原理の応用なのです。この原理で最も重要な応用は、図8-5(b)に示す人間の関節部分のメカニズムです。この図8-5(b)の関節を図8-5(a)の第3種のテコの基本原理と比べてみると明らかなように、支点、力点、作用点の位置関係が一致しています。この場合は第1種のテコの原理と異なり力の増倍はなく、むしろ筋肉が出す力は損をして

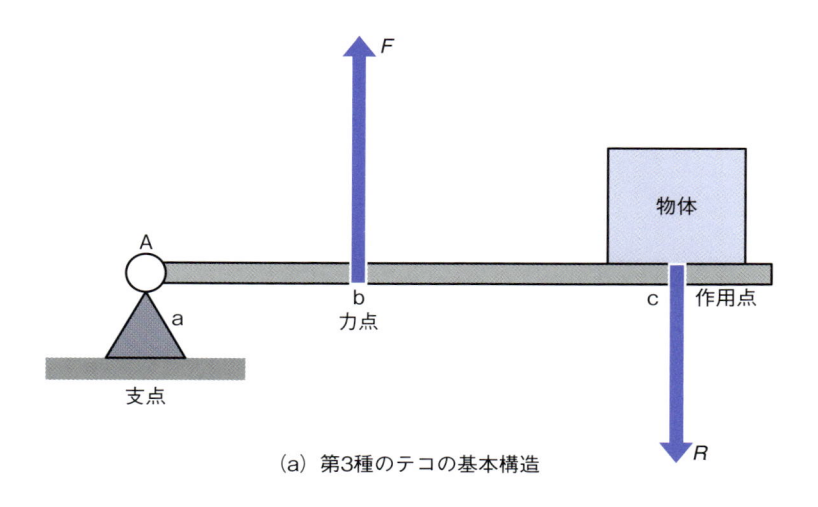

（a）第3種のテコの基本構造

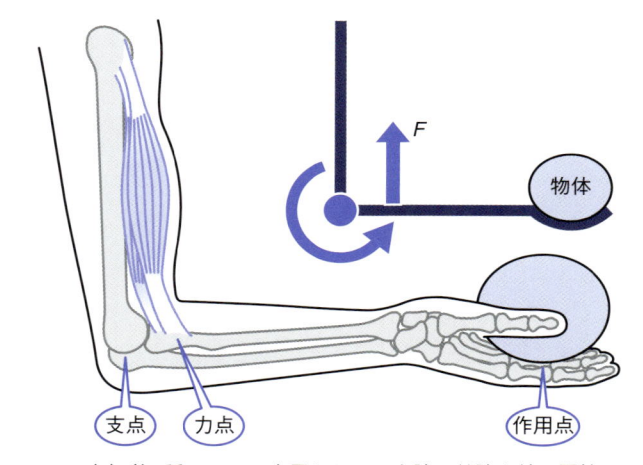

（b）第3種のテコの応用としての上腕・前腕を結ぶ関節

図8-5　前腕、上腕は第3種のテコの原理

います。力は損しますが、その反面で変位（作用点の動き）は得しています。つまり、筋肉が力を入れる力点の動きに対して、作用点の動きは拡大されています。その様子は、支点を中心として、支点と作用点を結ぶ直線を、支点を中心に回転させてみればわかります。

　人間の関節の数は265個あって、そのうち144個が手足にあるといわれています。ついでですが、骨の数は206個、筋肉の数は約600個だそうです。関節を中心に、例えば、肘関節の前腕の動きは上げたら下ろすという動作を必ず行います。その動きをみると、上腕二頭筋が屈曲をまかない、上腕三頭筋が伸展をまかなっています。そのため関節につながっている骨には必ず屈曲の筋肉と伸展の筋肉がペアになっていますので、骨の数より筋肉の数のほうが多いのです。このようにペアで作用する動きは拮抗するといい、その動きのもととなる筋肉は拮抗筋といいます。

　身体の中に収まっている筋肉の動きはあまり大きくないことは想像できます。そのわずかな動きを拡大してくれるのが第3種のテコの原理です。**図8-5**（b）の力点である筋肉の動きが小さくても、作用点（掌）の動きは何倍にも拡大されて大きな動きになっています。

看 護の負担がわかる力のモーメントのはなし

　力のモーメントとは、物、人などなんでも「回そうとする能力」のことをいいます。ここで回すということは、ハンドルを回す、ネジを回す、回転ドアを回す、クランクを回す、座位患者を回す、仰臥位から側臥位に回すというように、さまざまな場面で"回す"ということが行われています。その回す能力のことを力のモーメントというのです。この力のモーメントは別名「トルク」ともいいます。同じ「回そうとする能力」のことですが、トルクはどちらかというと、エンジンやモータのように連続的に回転するようなものに対して使われています。本書では、物や人を「回そうとする能力」のことを力のモーメントということで統一して説明します。

❶ 回しやすさを評価する

　さて、力のモーメント「回そうとする能力」とは何かを考えてみます。**図8-6**は大小のハンドルです。誰が見ても大きな半径のハンドルのほうが回しやすいと感じますし、事実そのとおりなのです。ただし、注意しなければならないのは、力は小さいのですがハンドル周辺を動かす角度は大きくなります。この回しやすいということを力のモーメント「回そうとする能力」で評価するのです。

　力のモーメントは中心から周辺の力を入れる点までの距離Lとその点で力をかける力の大きさFの掛け算と定義されています。そして、**図8-6**に示してあるように記号Mを力のモーメント、Lを距離（一般に腕の長さという）、Fを力の大きさとしますと、Mは$L \times F$で表せ、このMを力のモーメントといいます。**図8-6**でMに1、2の添え字を付けてありますが、大ハンドルの力のモーメントをM_1で、小ハンドルのそれをM_2としています。力のモーメントの単位は[Nm]で表します。つまり力の単位のニュートン[N]と長さ（距離）の単位のメータ[m]をかけたものです。

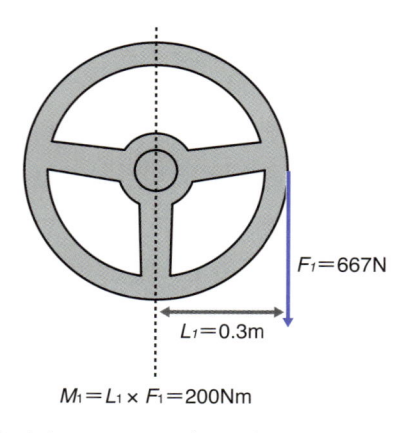

$F_1 = 667N$
$L_1 = 0.3m$
$M_1 = L_1 \times F_1 = 200Nm$

（a）大きいハンドルは小さな力で回せる

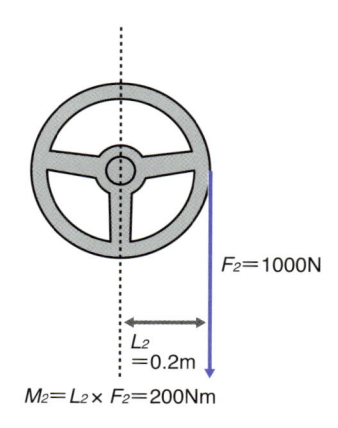

$F_2 = 1000N$
$L_2 = 0.2m$
$M_2 = L_2 \times F_2 = 200Nm$

（b）小さいハンドルは大きな力が必要

図8-6　ハンドルと力のモーメント

このような約束ができれば、例えば**図8-6**(a)の大ハンドルを片手で回して、667［N］という力を出したとすれば、このときの力のモーメントは出した力667［N］と半径0.3［m］を掛け算すると200［Nm］という力のモーメントの大きさがわかります。このハンドル軸に小ハンドルを付け替え回したところ、力が1,000［N］だとします。このときの力1,000［N］と半径0.2［m］を掛け算すると、力のモーメントは200［Nm］となります。このことから、ハンドル軸に何か負荷がかかっているので、その負荷を回そうとする能力、つまり力のモーメントは200［Nm］であるということがわかります。

以上のことから、**図8-6**において何か不明ですが軸に取りつけられてある負荷を回そうとする場合、力のモーメントは200［Nm］であるということがわかりました。このようにハンドルが大きくても小さくても、回そうとする能力、つまり力のモーメントの大きさは同じなのです。そのために何かを回そうと試みる場合、腕の長さが大きい（回転半径が大きい）ハンドルを用いると回しやすくなるのです。そのよい例がバスやトラックの大きなハンドルです。

❷ 力のモーメントをフル活用したドライバー

上記のように力のモーメントは数値で表せますので、膝関節のような箇所の力のモーメントが、また、力のモーメントのバランスを考えると手足で支えた負荷に対する筋力が求まります。このように、回る物の力学的評価を行う場合、力のモーメントを活用すると便利なのです。

図8-7はネジを締めたり緩めたりするネジ回し（ドライバー）です。このネジ回しをよくみると先は細いですが根本は太くなっています。これは、第1種のテコの原理に共通し、力の増倍ができます。人間が握る部分は半径が大きく太いので、この部分を回すと大きな力のモーメントを

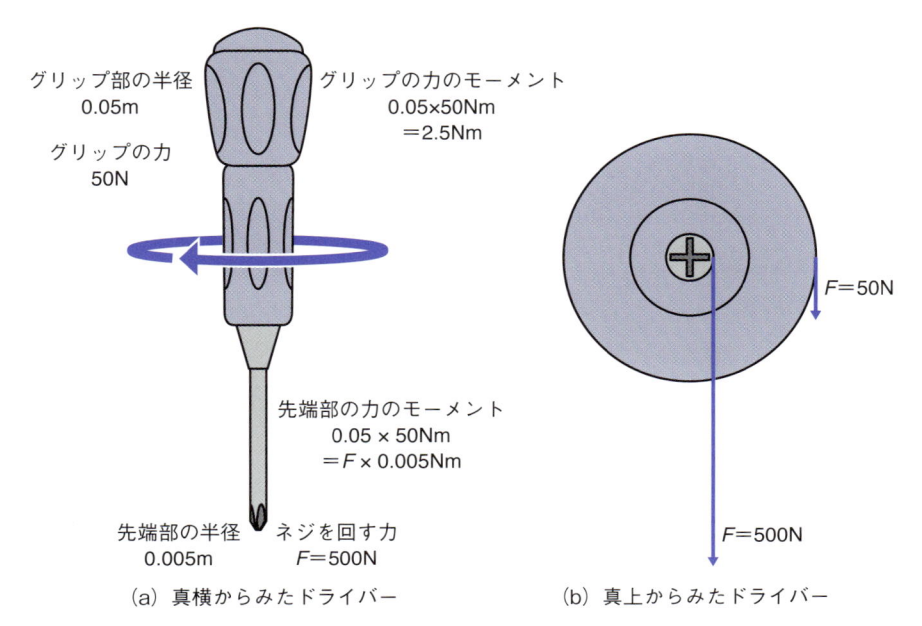

（a）真横からみたドライバー　　　　（b）真上からみたドライバー

図8-7　ドライバー（ねじ回し）の力増倍原理

発揮でき、その力のモーメントが先端に伝わります。先端の半径は小さいので、人間が発揮した上述の大きな力のモーメントが軸をとおして先端のネジに伝わります。その力のモーメントの値を先端の小さなネジ半径で割り算すると、こんどは大きな力がネジ周辺にかかるので、固いネジを締める（緩める）ことができます。つまり、人間がグリップで発揮した大きな力のモーメントをネジ部へ伝え、その大きな力のモーメントを使って頑固なネジを回すことができるというしくみがドライバーなのです。**図8-7**に数値例を示しました。グリップ部と先端ネジ部の半径比が10対1とし、グリップ部に50Nの力をかけると先端部のネジには10倍の力500Nの力が発揮できるのでネジを締める（緩める）ことができるのです。

❸ ヒトが出す力を考えてみよう

　力のモーメント（回そうとする能力）を理解するために、ハンドルとドライバーを例に詳細を説明しました。次に人間が発揮する腕モデルでヒトが出す力を考えてみましょう。

　人間が作業を行ったとき筋肉がどのくらいの力を発揮したのかがわかれば、大まかにその作業の大変さや負担の大きさが推測できます。そこで、**図8-8**の人間の腕モデルで筋力を推定してみましょう。

　図8-8(a)は人間の腕、**図8-8**(b)はそれを図式化したものです。先ほど学んだ力のモーメントの約束を早速使ってみましょう。**図8-8**(b)を眺め、支点からxの位置に筋力Fが、またyの作用点位置に荷重Wがかかっているものとします。図の腕（梃子）が下がりも上がりもしないで図示した状態を保っているのは、力のモーメントがバランスしているからだと考えます。このことを式で表すと、筋力Fが上向きに前腕を持ち上げるようにかかっていますので、支点に左回りの力のモーメントが作用しています。つまり、左回りの力のモーメントは$x \times F$です。もう一方の荷重Wは下方に重力という力がかかっていますので、その力による右回りの力のモーメントは$y \times W$ということになります。この両者が等しいとおくと次の式が得られます。

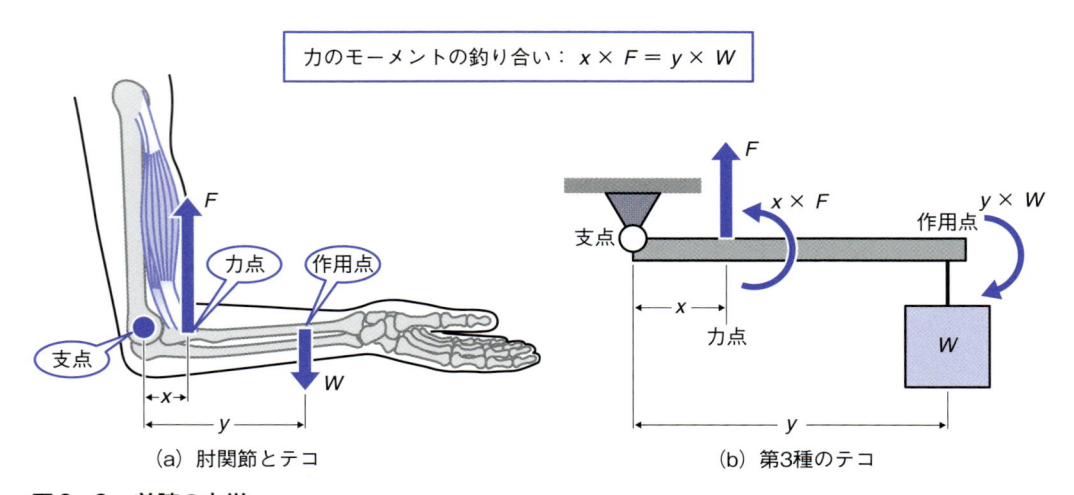

（a）肘関節とテコ　　　（b）第3種のテコ

図8-8　前腕の力学

$$x \times F = y \times W \cdots\cdots\cdots①$$

上記式①が、この腕モデルの力のモーメントの釣り合いです。この式①から、筋力 F を求めると、次のようになります。

$$F = y \times W \diagup x \cdots\cdots\cdots②$$

例えば、片手に重さ 2 kgf（19.8［N］）の荷物を持ったとしましょう。支点（回転中心）から力点までの距離 x を 4 cm、支点から荷物までの腕の長さ（距離）y を30cmと仮定します。これらの値を式②に代入すると、筋肉は15kgf（147［N］）の力を出していることがわかります。この値は静的な値でした。手先を連続的に動かした場合、そのときの手先が発揮する力がわかっていれば、時々刻々と変化する筋力の変化がわかります。

力のモーメントの概念をさらに理解するために、いくつかの例を示します。図8-9は、クレーン車が腕を伸ばしすぎて転倒する様子です。このクレーン車がつり下げている重量は M で図8-9(a)も図8-9(b)も同じです。唯一異なっているのは、図8-9(b)は腕を伸ばしすぎている点です。力のモーメントは腕の長さと力（重量）との掛け算でした。腕の長さが大きくなれば力のモーメントは大きくなります。力のモーメントは「回そうとする能力」でしたから、力のモーメントが大きくなりすぎてクレーン車は転倒しました。これは、ベッド周りで両手を伸ばして重い

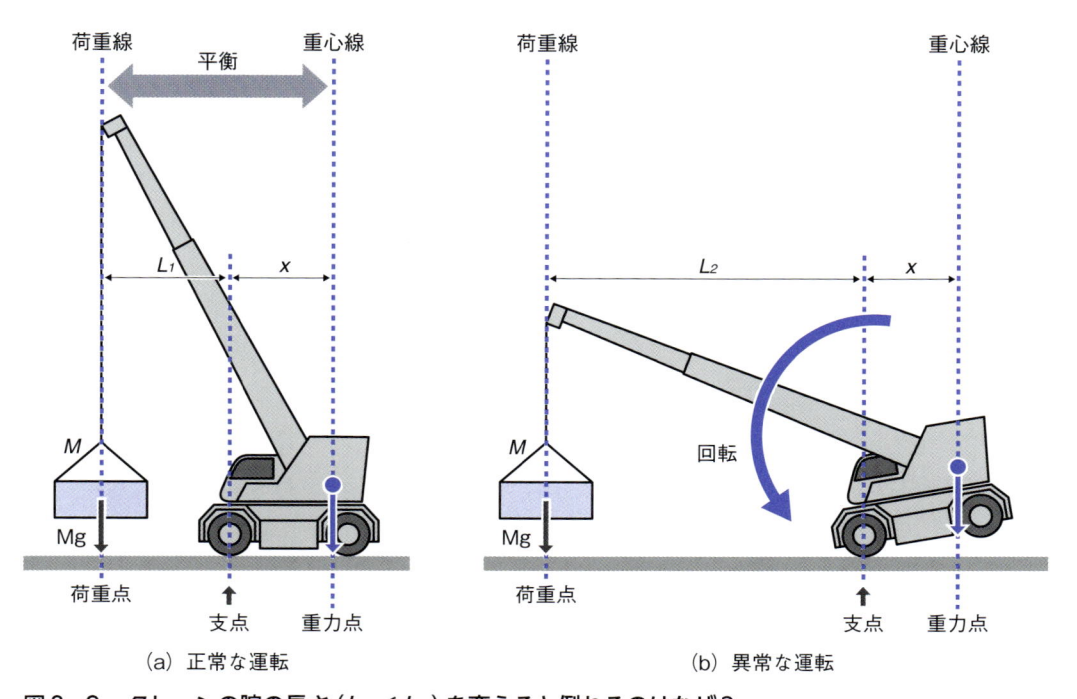

（a）正常な運転 （b）異常な運転

図8-9 クレーンの腕の長さ（$L_1 < L_2$）を変えると倒れるのはなぜ？

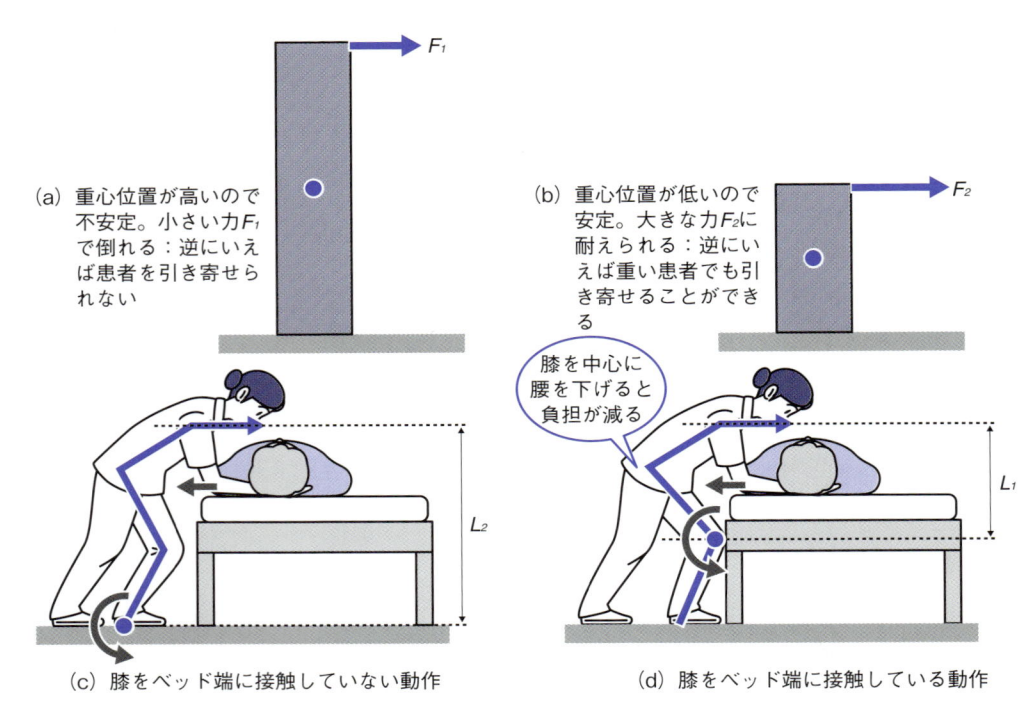

(a) 重心位置が高いので不安定。小さい力F_1で倒れる：逆にいえば患者を引き寄せられない

(b) 重心位置が低いので安定。大きな力F_2に耐えられる：逆にいえば重い患者でも引き寄せることができる

膝を中心に腰を下げると負担が減る

(c) 膝をベッド端に接触していない動作

(d) 膝をベッド端に接触している動作

図8-10 膝をベッド端に接触させると姿勢が安定し負担は減る（$L_1 < L_2$）

患者を持ち上げようとする姿・姿勢とよく似ています。くれぐれも中腰で手を伸ばして患者を持ち上げないことです。

　図8-10はベッド上の患者を手前に引き寄せる動作を示します。図8-10(c)は、看護師の膝をベッド端に付けていません。図8-10(d)は、看護師の膝をベッド端に付けています。膝をベッド端に付けていないと、床の足位置から力を入れる肩までの距離L_2が大きくなります。ところが図8-10(d)は膝を起点とする力点までの距離L_1は見かけ上小さくなっています。看護師の上体は腰を手前に下げるようにして引きますので、距離L_1が小さい図8-10(d)は図8-10(c)に比べて大きな力を発揮することができます。

　図8-11(a)(b)は2人で患者を移動している様子で、図8-11(c)(d)はその模式図です。図8-11(a)(c)がなぜ悪い持ち方かというと、よい持ち方である図8-11(b)(d)に比べ患者の重心位置から2人の看護師が患者を支えている力点までの距離が大きいからです。できる限り、患者重心を看護師重心に近づけることが負担を減らすコツなのです。

　最後に学生の1人がアルバイト先で経験したときの話を紹介します。図8-12はで食事を運搬する姿で、図8-12(a)はこれまでふつうに行っていた姿勢です。ところが、力のモーメントの講義を聴いてから、図8-12(b)のような姿勢に変えたところ、非常に楽になったということを伝えてくれました。このように理屈を知りそれを実践すれば負担は減るということは事実なのです。

　　以上、学習した力のモーメントを思い出し、図8-12(a)の姿勢と比べ図8-12(b)のほうが負担が少なくなったことを考えてみてください。

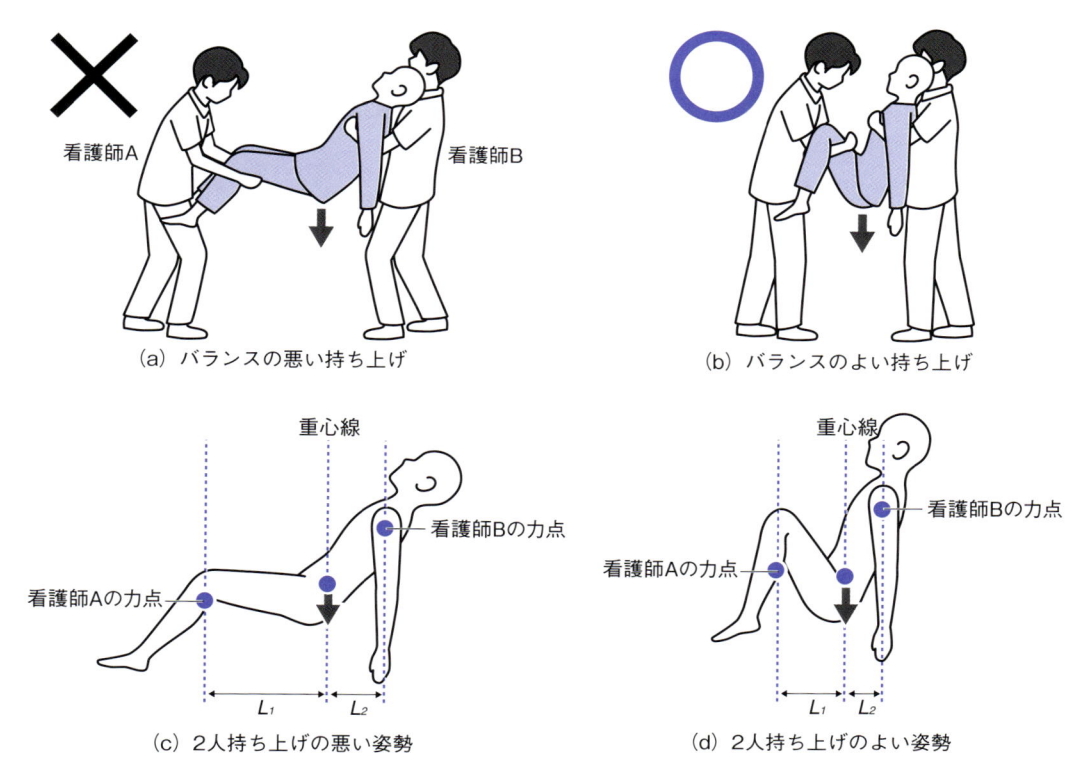

（a）バランスの悪い持ち上げ

（b）バランスのよい持ち上げ

（c）2人持ち上げの悪い姿勢

（d）2人持ち上げのよい姿勢

図8-11　患者を2人で持ち上げ移動時の姿勢と加重負担割合

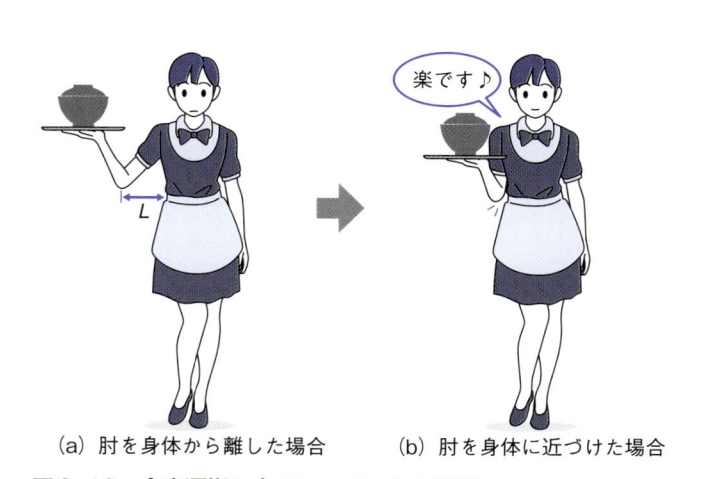

（a）肘を身体から離した場合　　（b）肘を身体に近づけた場合

図8-12　食事運搬に力のモーメントを活用

　以上、本章ではテコの原理と力のモーメントの話をしました。少々、難しかったかと思います。しかし、力学原理を理解していれば**図8-12**の例ではありませんが、自身の身を助けることにつながりますので、ぜひ難しいことにも挑戦していただきたいと思います。

第9章
ボディメカニクスとは何か

　皆さんはボディメカニクスという言葉を知っていますか？　ボディは身体、メカニクスは力学という意味があります。両者を結びつけたボディメカニクスという言葉は直訳すると身体力学となります。力学というのは、物体や機械の運動、それらに働く力や相互作用を考察の対象とする学問分野です。そのため、その力学は機械力学、構造力学、材料力学、流体力学などといろいろな工学の専門分野に別れています。ボディメカニクス、つまり身体力学もそのうちの１つの分野であって、人間の身体にかかわる運動や力、相互作用について考究する分野です。

　人間は機械と異なり骨格を軸にして筋肉と結ばれ、軟らかい血管、皮膚でおおわれています。そのため機械のように理論どおりに計算あるいは実験ができません。しかし、機械力学の考え方を参考にすると、負担や疲労の軽減あるいは腰痛や褥瘡が起こる力学的な原因究明に役立ちます。本章では、身体にかかるおおまかな力とその相互作用にかかわるボディメカニクスについて考えてみます。

体に負担がかかる要因について

❶ 人間は自然に転倒を防いでいる

　私たちが生活している地球には重力があるので、身体各部の重さを常にしょって活動しています。その証拠に体重計に乗れば、例えば質量が50kgの人は500N（50kgf）の力が体重計にかかっていることからすぐにわかります。お辞儀をすれば、上体を前屈させます。その上体を傾斜させたままにとどめようとすると筋力が働きます。その力は大きいので腰に大きな負担がかかり、腰痛を起こす場合も考えられます。

　第6章の**図6-1**（p.54参照）に示したように、人間の各部位には重さがあります。そのため、腕を伸ばせばその腕を保持するために肩関節に力がかかります。

　図9-1は妊婦さんの姿勢を示します。赤ちゃんがお腹にいますので、その赤ちゃんの体重により妊婦さんの身体重心はお腹の前方に移ります。赤ちゃんが成長するにしたがって妊婦さん

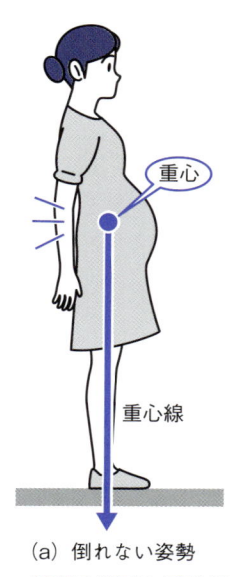

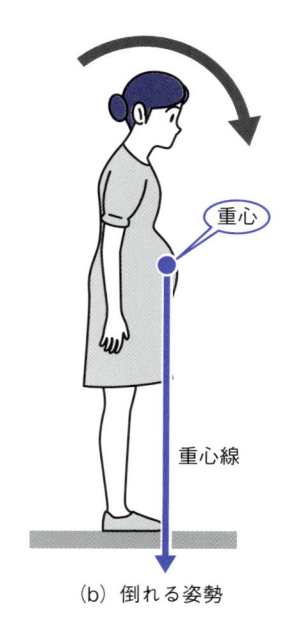

（a）倒れない姿勢 　　　　（b）倒れる姿勢

図9-1　妊婦の姿勢と重心線

は、重心（重心線）を足の支持基底面内に収めようと努力します。その結果、**図9-1**（a）に示すように無意識のうちに後ろに反るような姿勢をとります。もしも、上体を**図9-1**（a）のように反らさないとするなら、**図9-1**（b）のように重心線は前方に移動し、やがて支持基底面からはみ出ますので、倒れてしまいます。そうならないように上体を**図9-1**（a）のように反るか、もしくは片足を一歩前に出し、支持基底面を広げて転倒を防いでいるのです。

❷ 正しい姿勢を保つには

　図9-2は、よく「よい姿勢、悪い姿勢」と紹介されている図です。**図9-2**（b）（c）をみるとわかるように、立位姿勢が悪い人というのは膝、腰、肩などの関節が前後にぶれています。よい立位姿勢は**図9-2**（a）のように関節点が一直線上にあります。このことをわかりやすく図示すると**図9-2**（d）、**図9-2**（e）のようになります。

　図9-3は、上体がぶれるとなぜいけないかということを説明するために3個のブロックを重ねた図です。**図9-3**（a）はまっすぐに積み重ねた図です。これは**図9-2**（a）の状態です。3個のブロックの重心は鉛直方向に一致していますので、上に置かれたブロックの重量は真下に影響を及ぼすので、下のブロックは上のブロックの荷重を受けるだけです。

　ところが、**図9-3**（b）のように少しずつ上のブロックをずらしていくと、土台となっているブロックの右端から上の2個のブロックが重心から外れ右に落ちます。落ちる寸前では各ブロックの下端にかかる圧力は各ブロック底面の右にいくほど高くなります。その様子は**図9-3**（b）の土台のブロック下端に示してあります。

　下肢、上体、頭部といった人間の部位と**図9-3**に示したブロックとを比べるとわかるように、

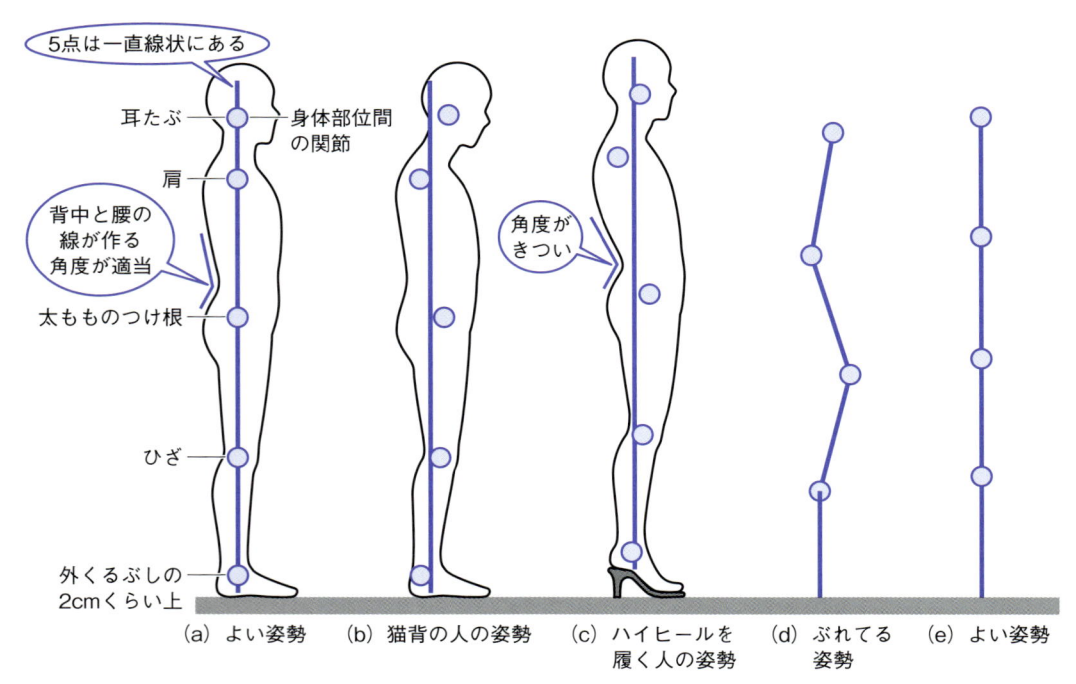

図9‑2　よい立位姿勢

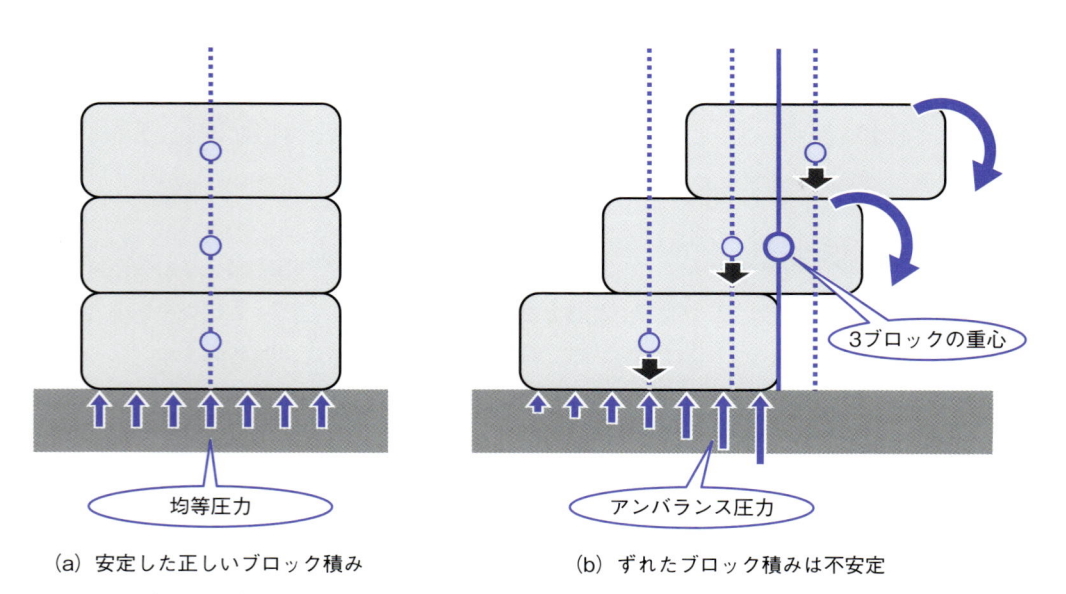

（a）安定した正しいブロック積み　　　　（b）ずれたブロック積みは不安定

図9‑3　ブロックがずれたらどうなる？

上に重ねる物体の重心が一直線上にある場合、下に置かれた物体は上の物体の重量を支えるだけです。しかし、**図9‑3**(b)の状態ですと、上のブロックになんらかの方法で下方に押す力をかけないと右に落ちてしまいます。人間の場合、お辞儀するような前傾姿勢をとると転倒させないため殿部を後ろに引き身体バランスをとります。そして前傾姿勢を保持するため、脊柱起立筋を常

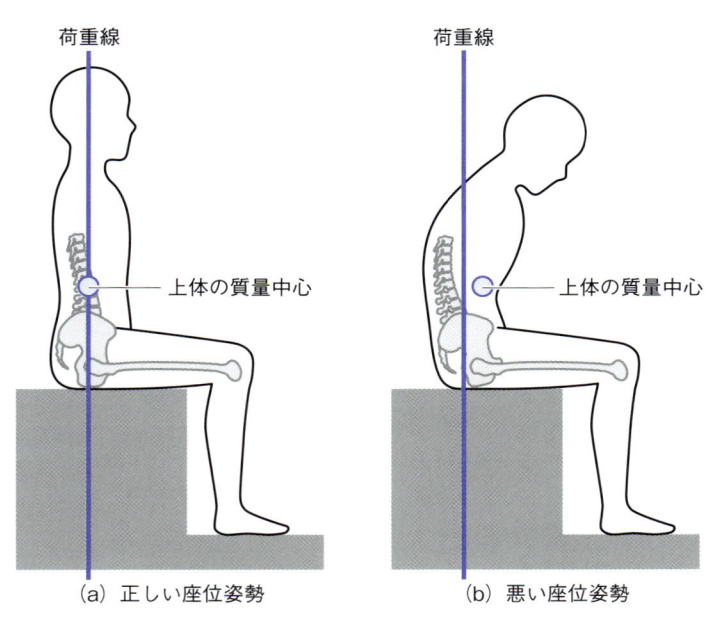

荷重線 　　　　　　　　　　　　　　　荷重線

上体の質量中心 　　　　　　　　　　上体の質量中心

（a）正しい座位姿勢 　　　　　　　　（b）悪い座位姿勢

図9-4　座位姿勢のよい・悪い

にはたらかせています。

　以上説明したように足下から上の各部位の質量中心を一致させることによって正しい姿勢は保てます。姿勢が悪く質量中心がずれると負担を感じ、長時間その悪い姿勢をし続けると肩や腰が凝る原因になります。

　図9-4はよい座位姿勢〔**図9-4(a)**〕と悪い姿勢〔**図9-4(b)**〕を示します。この場合、座面で支える上体の重さが主にかかる仙骨位置から鉛直線（ここでは荷重線と仮に呼びます）を引いたとき、その線上に上体部の質量中心（上体の重心）がきていれば、前述した**図9-3**の理屈から負担をあまり受けません。

　ところが**図9-4(b)**は荷重線から上体の質量中心がずれていますので、**図9-2**や**図9-3**で説明したような問題が生じて腰への負担が大きくなります。そのため、**図9-4(a)**のように姿勢を正し、上体の質量中心を荷重線に一致させるとよいのです。後述するように、**図9-4(a)**のように正しく座っていても立位に比べると腰部には負担がかかりますので、長時間座っていても腰痛になる可能性はあります。

支 持基底面内の重心の移り変わりと不安定

　図9-5は仕事で何か重い荷物を背負ったときの姿勢です。このとき、上体を前傾させないと荷物と人間が一体となった重心線が支持基底面からはみ出て後ろに転倒することになります。このように背中に荷物を担いだり、赤ちゃんを抱いたりすると、前傾あるいは後傾姿勢を自然にとります。看護では患者を持ち上げるような場合がありますので、その場合は後傾姿勢になります。

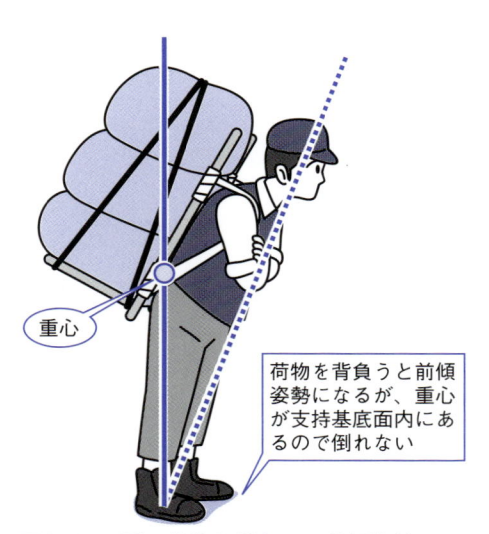

重心

荷物を背負うと前傾姿勢になるが、重心が支持基底面内にあるので倒れない

図9-5　重い荷物を背負うと前傾姿勢になる

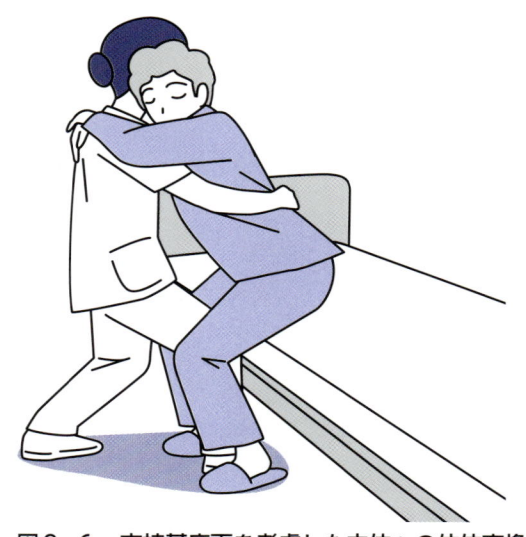

図9-6　支持基底面を考慮した立位への体位変換

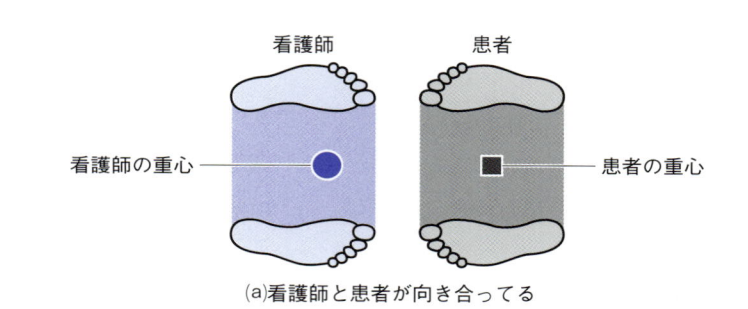

看護師　　　患者

看護師の重心　　　　　　　　　　患者の重心

(a)看護師と患者が向き合ってる

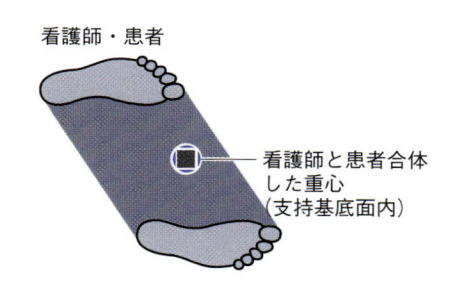

看護師・患者

看護師と患者合体した重心
（支持基底面外）

(b)看護師が患者を持ち上げた瞬間、重心は支持基底面前方にはみ出ている

看護師・患者

看護師と患者合体した重心
（支持基底面内）

(c)看護師がすばやく支持基底面を広げ、合体された両者の重心を支持基底面内に収める

図9-7　患者持ち上げ時の重心変動と支持基底面

　図9-6はベッドで端座位にあった患者を車椅子などに移乗させる場合にとる姿勢です。この患者を持ち上げて移乗させようとしている看護師と患者の支持基底面が移り変わる様子を説明します。患者が地面に足をつけ看護師に触れずに立っているあいだは、図9-7(a)に示すような2人が独立した支持基底面になります。

　看護師が患者を抱きかかえて、患者の両足が一瞬だけ浮いた場合を考えます。両者は合体しているので、両者合体した支持基底面は、**図9-7(b)**に示すようになります。このままでは、重心線が支持基底面からはみ出ているので、看護師と患者は前方に倒れるでしょう。倒れないようにするためには看護師は支持基底面を広げて、**図9-7(c)**のように看護師の支持基底面内に両者合体した重心線を移します。この状態で看護師は方向転換して車椅子に患者を下ろします。このように人間の重心は動くたびに常に変わっていて、持ち上げられた人の重心は持ち上げた人の重心と一体になります。もちろん、体重も2人合わせた重さに変わります。

身 体を動かすと大きな力がかかる

　人間が歩くととても大きな力が床面と足の間にかかることは知っていますか?

　図9-8(a)は階段を下りる様子を、**図9-8(b)**は平地を歩く様子を示しています。体重600N（60kgf）の人ですが階段を上るときで約1,200N（120kgf）、下りるときで約1,800N（180kgf）もの力が短時間ですが足にかかっています。また、平地を歩くときには、約900N（90kgf）の力がかかっています。

　図9-9は床反力計という電子体重計の上でラジオ体操第2の1シーン行ったときの体重変化です。体重700N（70kgf）の人が床反力計の上で、3回両腕を上下させたときの記録です。700N（70kgf）を原点にゼロバランスをとり、そこからの床反力ですから、マイナス方向へ約400N（40kgf）、プラス方向へ同じように約500N（50kgf）の変動がみられました。500N（50kgf）に700N（70kgf）を加えますと1200N（120kgf）ですから、前述した**図9-8**の階段を上るときとほぼ同等の力が足底にかかっていることがわかります。

　図9-10はお辞儀をしたときの床反力の例です。これを見ると、お辞儀するために上体を下方

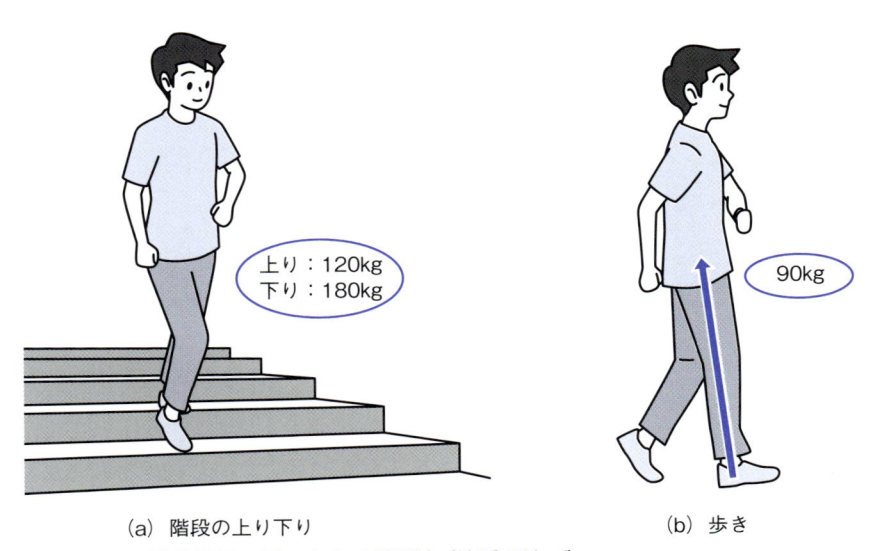

(a) 階段の上り下り　　　　　　　　　　(b) 歩き

図9-8　日常動作時に足にかかる衝撃力（体重60kgf）

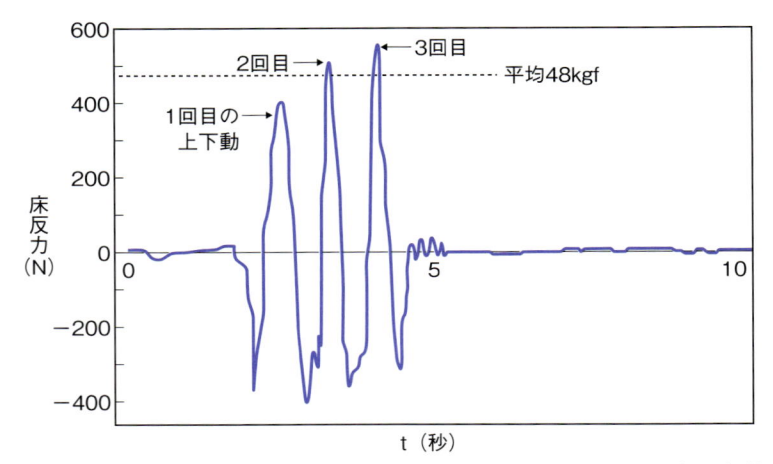

図9-9　ラジオ体操第2の1シーンを行っただけで体重（70kgf）の半分
　　　　以上の力が足底にかかる

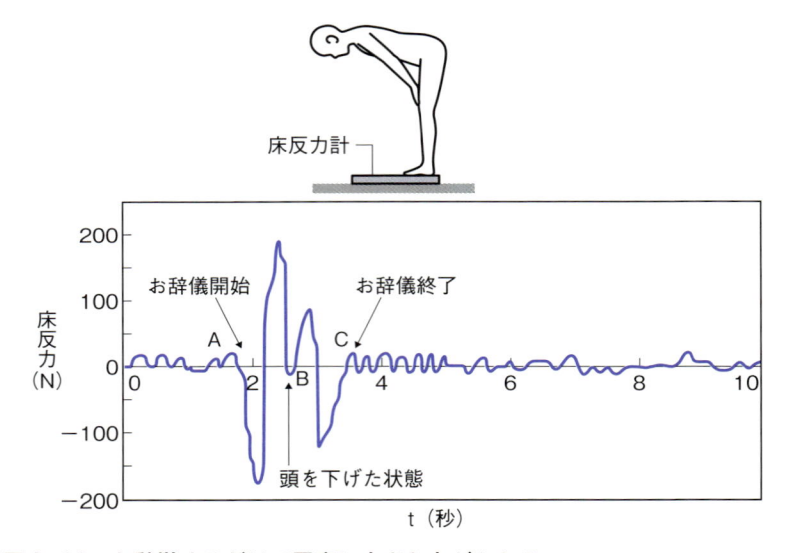

図9-10　お辞儀するだけで足底に大きな力がかかる

に動かしたとき、つまり重力方向に合わせて上体を動かしたときはマイナスの約170N（17kgf）
です。これは、重力方向に上体を下げたので床反力計上では－170N（17kgf）と軽くなり、その
動きを止めるときはブレーキをかけるかたちになるので＋200N（20kgf）だけ変動したのです。
　次に下げた上体を上げる場合は、重力に逆らう方向ですので＋100N（10kgf）、そして上げた上
体を止めるために－130N（13kgf）の力がかかったということが読み取れます。
　図9-11は水150N（15kgf）入ったバケツの持ち上げ力を測った例です。グラフにはマイナスの
山、プラスの山が現れていますが、それらの山や谷は図9-10と同様に被験者がバケツを持つた
めに前傾したときのデータ、床のバケツを持つときのデータ、机に置くときの力の変動がはっき
り現れています。

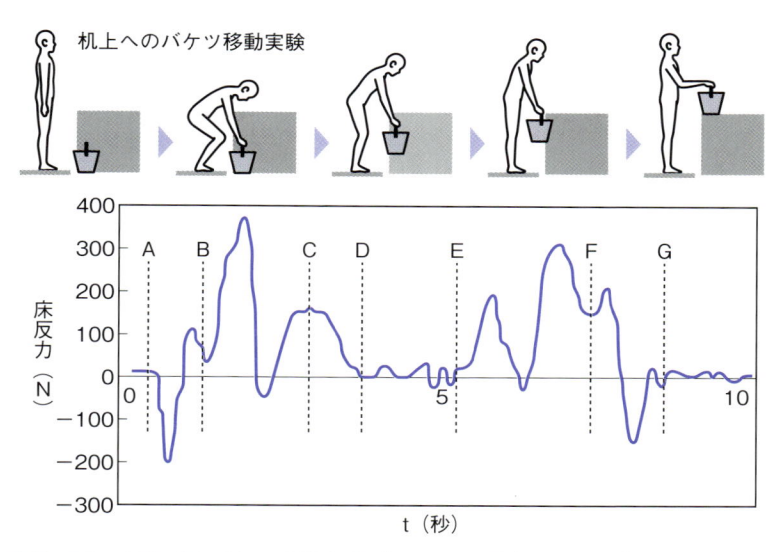

図9-11　15kgfのバケツを持ち上げるときの足底にかかる力

　ボディメカニクスの研究を行う場合は、このような力の変動を調べる必要があります。しかし、人間それぞれ少しずつ異なる動作を行いますので、客観的動作のデータを収集することは意外と困難なのが現状です。ですから、最大、最小のデータを読みとり公表することが多いのです。以上のようにして得られた実験データ例が**図9-8～図9-11**なのです。

重量物を持つ姿勢で負担は変わる

❶ 数値計算により脊柱起立筋にかかる力を推定

　看護動作の負担や疲労の評価をどのように行えばいいのかは大変難しい問題です。そこで、ここでは100N（10kgf）の物体を持ち上げる動作について、持ち方によってどの程度の脊柱起立筋が力を発揮しているかをみてみます。その力が大きければ、腰痛を発症する危険が高いと判断するわけです。

　まず、100N（10kgf）の荷物を**図9-12**のようにして持ち上げた場合を考えます。非常に大まかな仮定ですが、図のように第3腰椎が上体を支えているとします。ここから脊柱起立筋までの距離を5cm、荷物を支えている腕までの距離を20cmとします。腰椎が支えている上体の重さを400N（40kgf）、腕が荷物持ち上げている重量は100N（10kgf）です。上体と荷物重量を合わせると500N（50kgf）です。

　腰椎の右・左まわり力のモーメントが平衡しているとするなら、図中に示した式が成り立ちます。この式より脊柱起立筋の力Fmを求めると2,000N（約200kgf）となります。

　図9-13は重い荷物を持ち上げる方法としてはよくない荷物持ち上げ姿勢です。そこで、脊柱起立筋の力を求めるために**図9-12**と同様な仮定をおき、計算で脊柱起立筋の力を求めてみまし

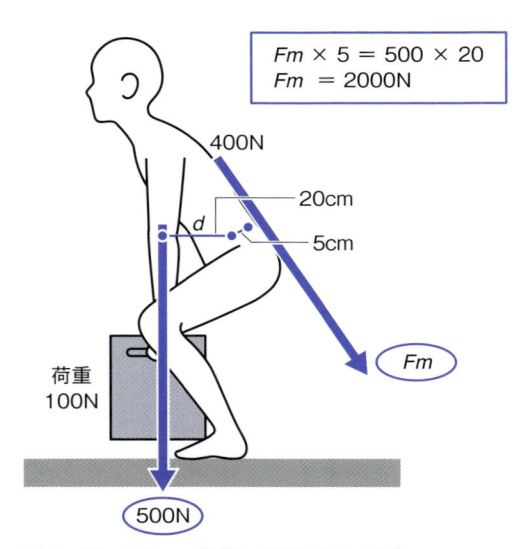

$$Fm \times 5 = 500 \times 20$$
$$Fm = 2000N$$

図9-12　正しい姿勢で荷物持ち上げ

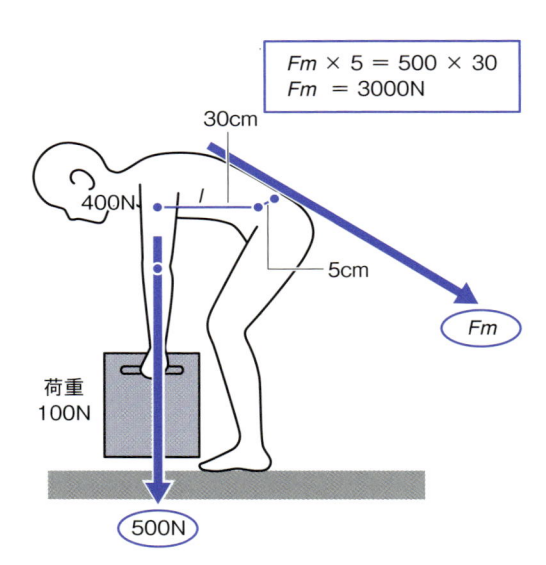

$$Fm \times 5 = 500 \times 30$$
$$Fm = 3000N$$

図9-13　よくない姿勢で荷物持ち上げ

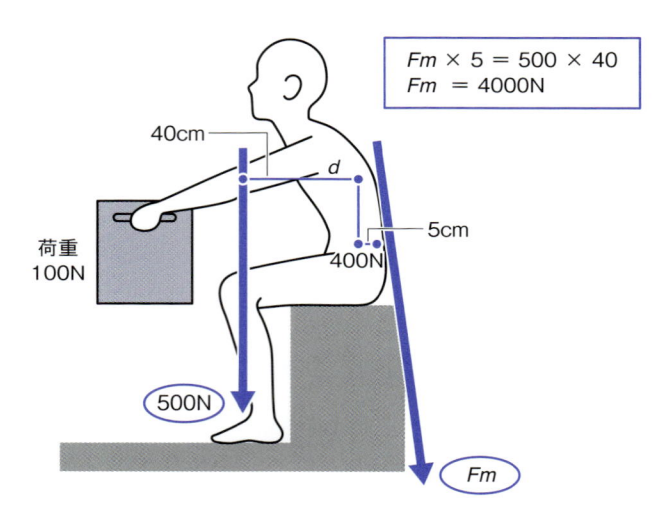

$$Fm \times 5 = 500 \times 40$$
$$Fm = 4000N$$

図9-14　座位姿勢で荷物持ち上げ

ょう。**図9-13**が**図9-12**とどこが異なるかというと、腰椎から荷重までの距離は30cmで、10cmほど長くなっている点です。図に計算式を示すとおり、この姿勢で同じ100N（10kgf）の荷物を持つとすると脊柱起立筋には3,000N（約300kgf）の力 Fm がかかります。

　最後に**図9-14**のように座位姿勢で10kgfを持ち上げると、図中に示したように脊柱起立筋にかかる力は4,000N（約400kgf）と非常に大きな力がかかることがわかります。以上、同じ重量の荷物を持つ姿勢3例について数値計算により脊柱起立筋にかかる力を推定しました。このように荷物を持つ姿勢によって脊柱起立筋にかかる力 Fm は大幅に異なりますので、脊柱起立筋にかかる力がいちばん小さい**図9-12**の方法で持ち上げるべきであることがわかります。

❷ 両手で物を持つと負担は少ない

　重い荷物は分散させるとよいといわれます。それを検証するために**図9-15**に示すように重さ150N（15kgf）の荷物を両手に分けてもった場合と、300N（30kgf）を片手で持った場合の脊柱起立筋にかかる力を求めてみます。

　図9-15(a)は左右両手の荷重150Nと、上体の体重400Nが脊柱にかかっている様子を示します。これに対して**図9-15**(b)は、300Nの荷を片手で持ったため重心が右側に片寄った様子を示します。上体の体重400Nと手に持った300Nの力の和である700Nが重心にかかる荷重となります。このとき重心は脊柱から右に10cmのところに移ったと仮定します。300Nの荷重を支えたためにアンバランスが生じます。それを補うために脊椎の左5cm位置で脊柱起立筋が力を発揮すると仮定します。

　そうすると、図中に示した力のモーメントの平衡式から脊柱起立筋の力 Fm は1,400Nと求まります。両手に持てば合計で700Nの力を脊柱が受け持つところを、片手で持ったためにそれが2,100Nに増加します。脊柱の負担を考えると両手で物を持つと負担はいかに少なくなるということが理解できます。

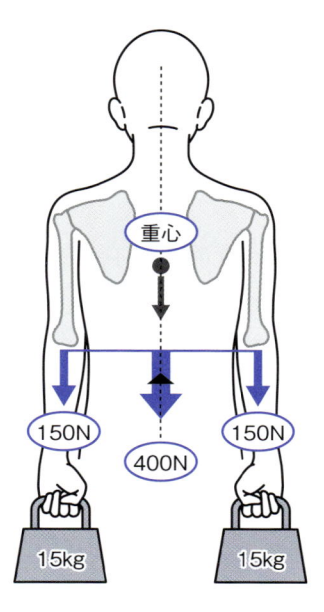

150＋150＋400＝700N
全荷重＝700N

（a）荷重を分散すると全荷重は700N

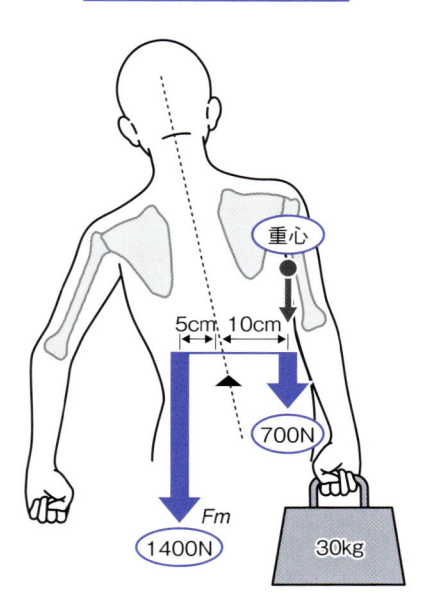

$Fm×5＝(400＋300)×10$
$Fm＝1400N$
全荷重＝2100N

（b）荷重を集中すると全荷重は2100N

図9-15　荷重の分散・集中で異なる腰部負担

❸ 長時間座ることが多い職業の人は腰痛を起こしやすい ·····················

　長い時間座って仕事をする運送業、事務員などに腰痛が起こりやすいといわれています。なぜ、長時間座ると腰痛になりやすいのかを検討するため、**図9 -16**に示すような立位と座位姿勢で脊柱にかかる力を推定してみます。

　図9 -16(a)は起立状態を示します。第3腰椎の前5 cmのところの重心に上体荷重400Nが、その荷重とバランスをとるために後方5 cmのところで脊柱起立筋が400Nの力を出している様子です。この場合は第3腰椎には800Nの力が作用していることがわかります。

　一方、**図9 -16**(b)では座位になったため、骨盤が図のように回転し重心が腰椎から5 cmであった距離が15cmに変わったとします。この15cmに変わった重心位置の影響で、第3腰椎の右回りの力のモーメントは15cm × 400Nとなり、一方の左回りの力のモーメントは5 cm × Fmです。これらの力のモーメントを等しいと置くと、Fmは1,200Nと求まります。

　このようにして、第3腰椎にかかる力は400N + 1,200Nで合計1,600Nとなります。立位の**図9 -16**(a)の場合は腰椎にかかる力は800N（80kgf）であったのが、座ることによって1,600N（160kgf）となり倍の力が腰椎にかかります。したがって、長く座ることが多い職業の人が腰痛を起こしやすいという理由は、大まかですが計算から求めた数値を比較すると理解できます。

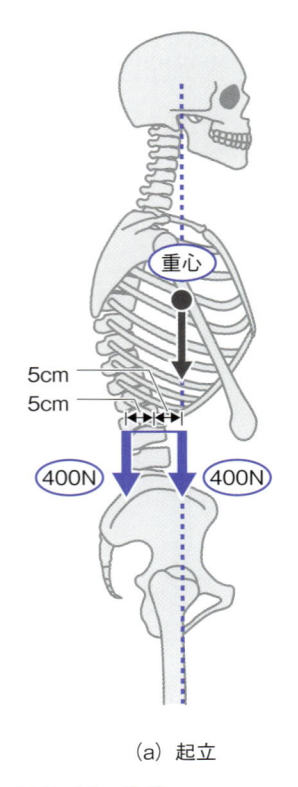

(a) 起立

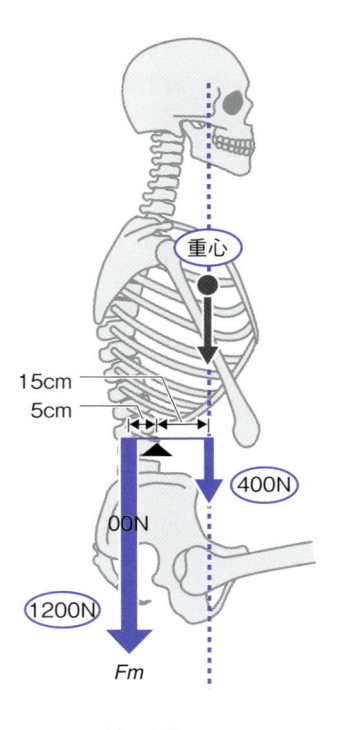

(b) 座位

図9 -16　座位

④ お互いが患者の重心に接近して負担軽減

　最後に**図8-11**（p.81参照）に示した2人の看護師が患者を持ち上げ移動させる場合を力学的に考察してみましょう。**図9-17**(a)は、患者の重心から2人の看護師までの距離が遠い場合、**図9-17**(b)はその距離が近い場合を示します。ここで、患者の体重を100kgf、**図9-17**(a)と(b)において看護師が出す力の方向を**図9-17**(c)と(d)のように仮定し、患者を保持する位置の違いで異なってくる力の配分を計算してみます。途中計算を省略し結果だけを示すと**図9-17**(c)と(d)に示したようになります。**図9-17**(b)のように重心に近づくことによって、脚部を持つ看護師は約21.4kgf（73.2kgf－51.8kgf＝21.4kgf）、頭部を持つ看護師は26.3kgf（89.7kgf－63.4kgf＝26.3kgf）もの持ち上げ力の負担は軽減します。このように2人で持ち上げる場合、患者の重心にできる限り近づくと持ち上げ力は軽減します。上述の計算は三角関数を用いて計算しました。力はベクトルですので、方眼紙に例えば力100kgfを長さ10cmとし、角度情報と矢印を使い**図9-17**(c)と(d)のように平行四辺形を描けば、矢印の長さから持ち上げ力を求めることができます。

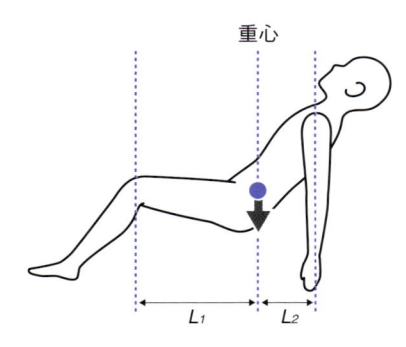

（a）2人持ち上げの悪い姿勢

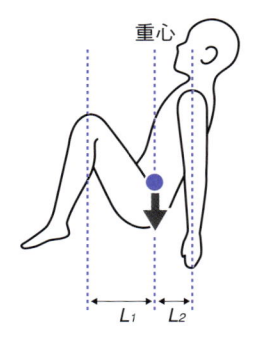

（b）2人持ち上げのよい姿勢

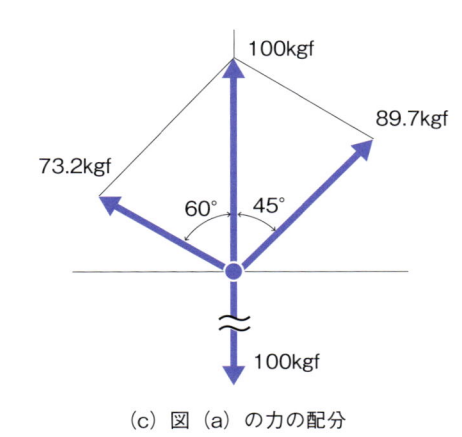

（c）図（a）の力の配分

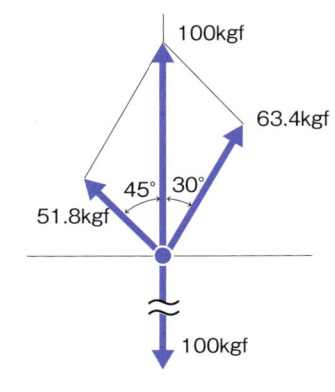

（d）図（b）の力の配分

図9-17　患者を2人で持ち上げ移動時の姿勢

ボディメカニクスが教えること

　これまでに身体内部で発揮する筋力（内力）と重い荷物を持つとその重力（外力）が人間の身体に影響を及ぼすことを考察してきました。その結果、重い荷物は持つ人（看護師）の重心線に近づける、荷物は分散させて持つと身体負担への影響は少なくなることがわかりました。身体の安定を確保するために、支持基底面を広げるとよいこともわかりましたし、椅子や机あるいは手すりにつかまることによっても支持基底面は広がり、姿勢の安定が確保できることもみてきました。

　看護業務では患者を介助するために、重い患者を移動する、抱き起こす、体位変換をする、持ち上げ移乗するなどの作業を不安定な姿勢で行うことがあります。このようなシーンで、自身の身体姿勢のあり方、患者や物品を持ったり移動させたりするときの力の加え方、作業対象を動かすときの動作・姿勢などを配慮することによって負担や疲労を軽減できます。

　そこで、看護作業における障害や負担を軽減させるボディメカニクスにかかわる注意事項を以下にまとめてみました。それぞれの注意事項は、これまでに説明した事実や力学の計算で求まる推測値からいえることばかりです。

- 床上の重い荷物はしゃがみ身体に近づけて持ち上げる。
- 重量物を持ち上げる場合、できる限り身体に近づける。
- 負担の大きい作業をするときは大きい筋肉を使う。
- 両手で行う作業は左右対称とし、かつ同時に行うこと。
- 片手で重い物を持たず、分散させたり背負ったりする。
- 支持基底面は広くとり姿勢・動作の安定化を図る。
- 持ち上げて重量物を運ばずに滑らすようにして運ぶ。
- 動作中の身体の重心移動はできる限り小さくする。
- 見通せる範囲内で作業を行う。
- 姿勢や動きの自由が利くように作業面（作業範囲）はできる限り狭めるようにする。
- 頻繁に行う作業は胴体の動ける範囲内に限定する。
- 動作は自然な経路を取り、その距離はできる限り短くする。
- 重量物を持ち上げる場合、安全を考え足の位置を十分確保する。
- 重力に対向して重量物を持ち上げないようにする。
- 重力を動作に利用する。
- 慣性を利用する。
- 動作は1つに組み合わせる。
- 関節はなめらかで、かつ連続的に動かす。
- 適切な動作速度で作業を行う。
- 動作テンポは生体固有のテンポにあわせる。
- 身体を局所的にねじったり急な方向転換したりすることは避ける。

◦ 両足は持った重量物を動かす方向に揃える。

◦ 動作順序の合理化を図る。

◦ 運搬物が重ければ遠慮せず支援を求める。

◦ 可能な限りいつでも機械力（リフター、台車など）を使う。

◦ 背伸びしたり身体を曲げたりして、身体の強化を図るようにする。

　本章では、複雑な動きができる人間の姿勢や動作に関して力学的な考察を行いました。その結果、負担の少ない姿勢や脊柱に障害を受けにくい動作がわかりました。ボディメカニクスの理屈を知ってそれを活用すれば、看護業務で被る可能性が高い障害から身を守ることができます。

第10章

ボディメカニクスを理解するための実験

　これまで看護に関するボディメカニクスについて述べました。このボディメカニクスは身体にかかわる力学です。

　例えば重い患者を抱きかかえ持ち上げると、患者の足が浮いたとたんに患者と看護師の重心は一体になり不安定になります。このときの重心線は支持基底面の前方向に移り、支持基底面の外に出してしまうおそれがあります。そのため、重心線が支持基底面から出てしまうと、そのままの姿勢でいるなら前方に倒れてしまいます。転倒を防ぐために看護師は前後に足を広げ、支持基底面を広げ重心線を面内に収めます。このような状況がよく理解できる、いくつかの実験を準備しましたので行ってみて身体の力学であるボディメカニクスの理解を深めてください。図中に「実験」と書いてある動作の図があります。その図の実験を自身でぜひ試みてください。そうすれば、ボディメカニクスの一端を自身の身体で感じることができます。

お　辞儀をすると重心が移動する実験

❶ 重心移動を理解する

　重心については、第7章において述べました。その重心についてここで新たに実験を行いながら理解を深めましょう。

　本人は楽だと思っていますが、ボディメカニクス的にみて悪い姿勢を**図10-1**に示します。**図10-2**はその理由を示す例で、座位姿勢が左に傾いた様子を示しています。左に傾いたおかげで、殿部左側に大きな圧力を受けます。その原因は座面から上にある身体の質量中心が左に移動するからです。そのため、上体の体重が左側に移り、なおかつ第9章で示した片手で荷を持った**図9-15**（p.91参照）と同様な理由で負担が増えます。

　悪い姿勢とみた**図10-1**の姿勢をとると、上述のように上体の重さを持つ各部位の質量が質量中心（重心）から離れ、傾いた姿勢をもとの姿勢に戻そうとする筋力が働きます。この力は**図9-15**(a)のようにバランスが取れているなら筋力は働きません。姿勢が崩れたために、余計な筋力

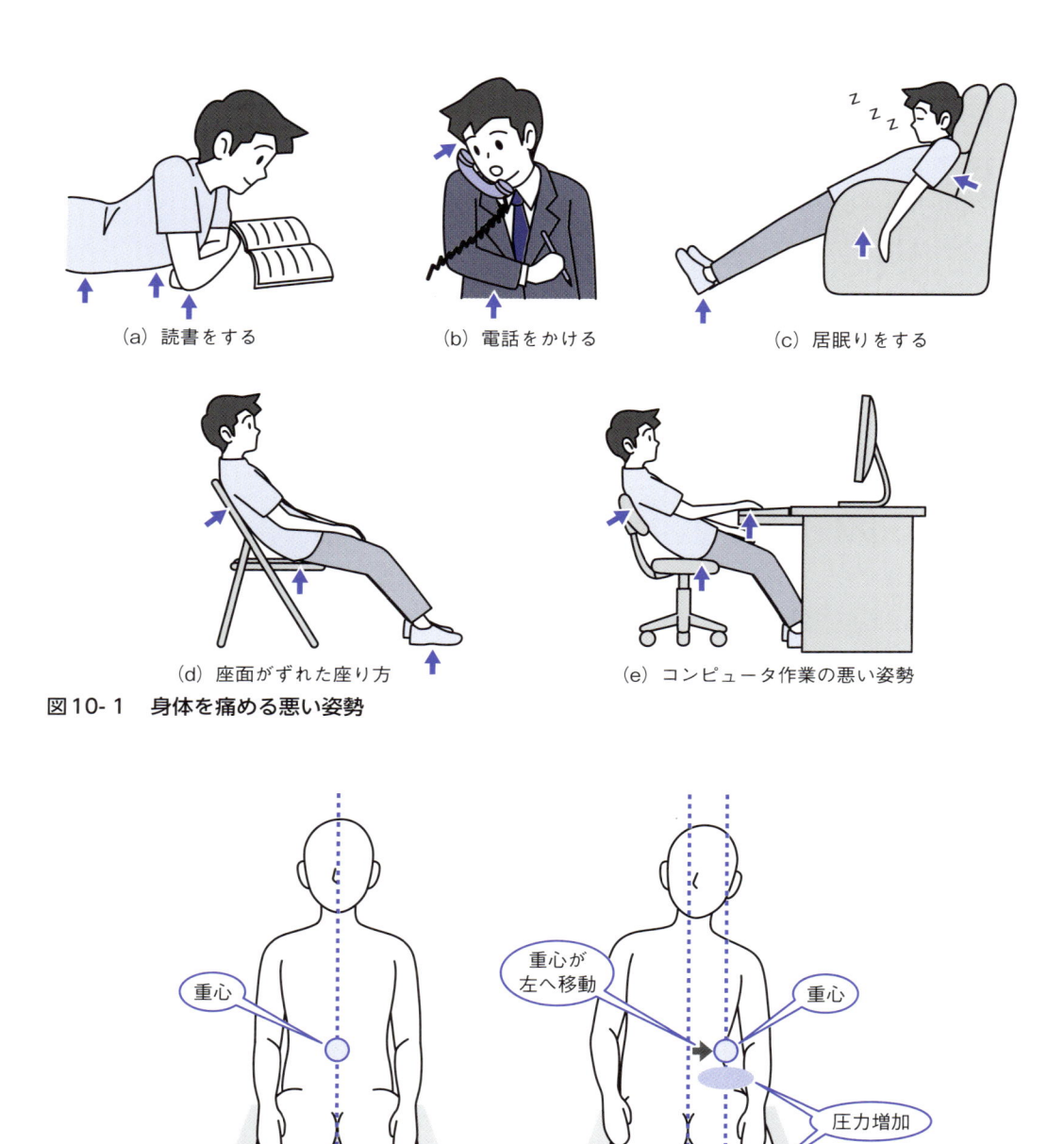

（a）読書をする　　　　　　　　（b）電話をかける　　　　　　　（c）居眠りをする

（d）座面がずれた座り方　　　　　（e）コンピュータ作業の悪い姿勢

図10-1　身体を痛める悪い姿勢

重心

重心が
左へ移動

重心

圧力増加

図10-2　重心移動で受ける圧力障害

が使われていることから負担は増加するのです。

　ここで、人間の重心を求めることは簡単ではありませんが、物の重心なら簡単に求まる例を紹介します。

❷ 実験！　物差しの重心を求めてみよう ‥‥‥‥‥‥‥‥‥‥‥‥‥‥‥‥‥‥‥‥

　図10-3は物差しの重心を求める図で、図のように指先に乗せた物差しの両端を狭めていきます。左右お互いの指がぶつかるところが重心です。図10-3(b)のように片端に消しゴムを乗せると、乗せた側に重心が移ります。この実験から人間が重い物を持つと、その方向にわずかですがその人の重心は移動することが理解できます。

　図10-4は厚紙で作ったお辞儀をした人形模型です。この人形のどこかに穴をあけ、図のように重りをつけたひもを穴に刺したピンに吊るします。紙人形は重力で自然にバランスがとれます。ひもに沿って鉛筆で線を引きます。

　次に、もう一箇所どこか異なる位置に穴をあけ、同様に重りのついたひもをつるします。再びひもに沿って線を引くと最初に吊したひもに沿って引いた線と交差する点がみつかります。この交差点が人形模型の重心です。図10-4ははは深くお辞儀をしている人形で、重心は人形の外にくるように作りました。このときの重心は体外の空間に移動します。そのため、図のように裏から重心付近にもう一枚厚紙を貼り、その厚紙のどこかに重心がくることを探ったのです。

　こうして求めた重心にピンを刺し人形模型を回すと、重心の周りをよく回ります。人形模型が重心を中心によく回ることから、そこが重心であることがわかります。立位の人間の重心は身体内部にありますが、お辞儀をするとお腹の外へ重心は移動することもあることをこの実験は、示しています。後述するように壁にお尻をつけてお辞儀をする実験でお辞儀ができないのは、殿部が後退するのを壁で妨げられているからです。壁に殿部をつけてお辞儀をすると図10-4のように重心はお腹の前へ出てくるので、支持基底面から重心線は出てしまい転倒するのです。

実験してみよう！

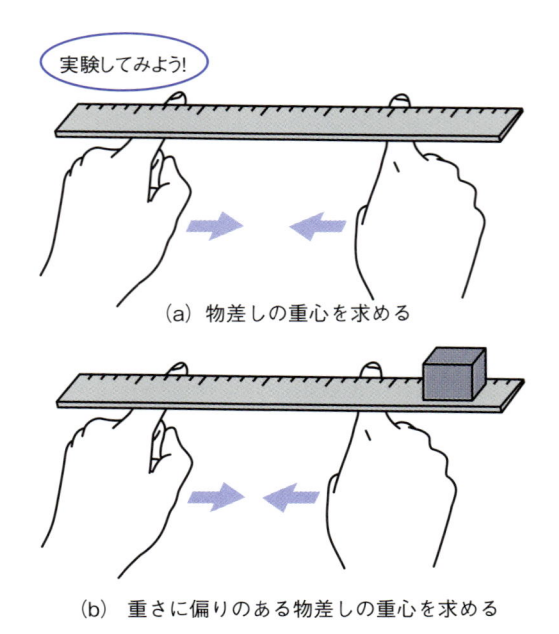

(a)　物差しの重心を求める

(b)　重さに偏りのある物差しの重心を求める

図10-3　簡単に求まる棒状物体の重心位置

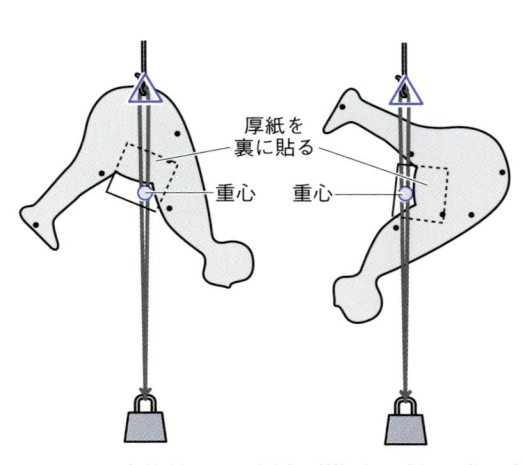

厚紙を
裏に貼る

重心　　　　　　重心

図10-4　身体外にある紙人形模型の重心の求め方

支持基底面の広さと立位の安定を確認する実験

❶ 実験！ 机を使って立位の安定を実感しよう

　図10-5(a)のように、机に手を触れずにつま先立ちした状態でしばらく起立してみてください。少々不安定な状態であると感じるでしょう。その不安定な状態で図10-5(b)のように目の前の机に片手を触れてみてください。すると、かなり安定して立っていられることがわかります。どうして、安定化するのかは、図の下方に描いた支持基底面の面積が広がったからと考えればよいのです。机に手を触れていてもややふらつくのは、机に触れた手が軟らかいからです。もしも、手が鋼鉄のよう硬ければ前記したように支持基底面は広がります。

　図10-6はお辞儀したときの様子です。図10-6(a)のように起立状態の人が図10-6(b)のようにお辞儀した場合、お尻が後ろに自動的に出ていることを確認してください。ところが、図10-6(c)のようにお尻が出ないように努力してお辞儀すると、あるところで限界を感じます。そこで、図10-7に示すように壁に踵とお尻をつけてお辞儀をすると、お尻は後部に移動できないのですぐに前方に倒れてしまいます。その理由は重心線が支持基底面から出てしまうからです。

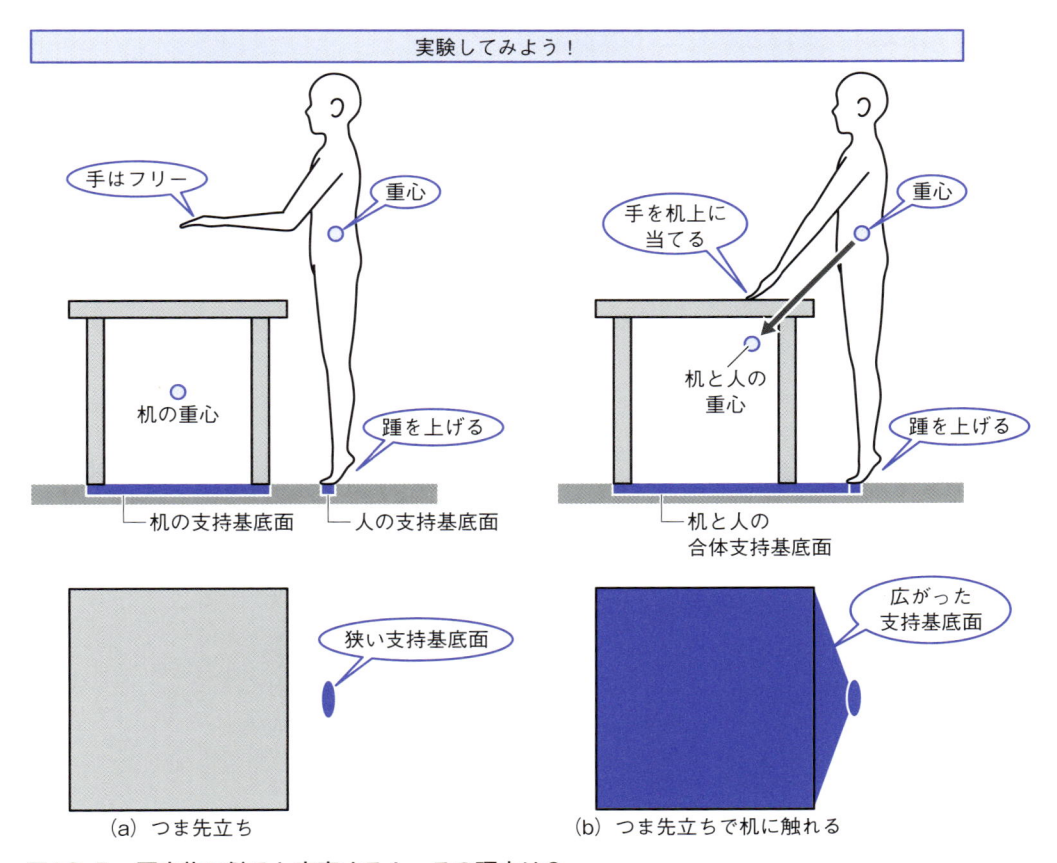

図10-5　固定物に触ると安定する！　その理由は？

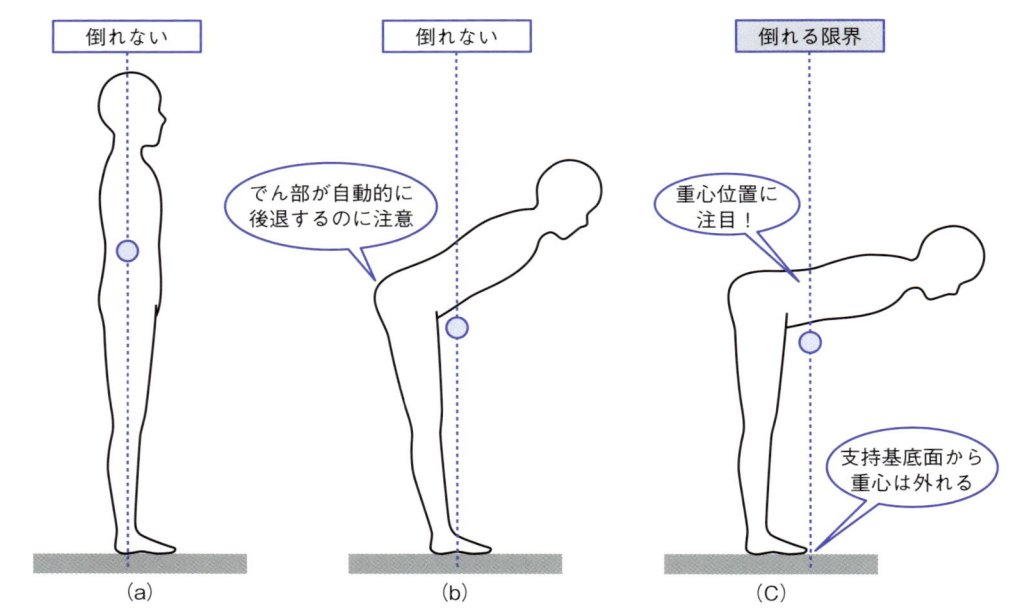

図10-6　倒れない・倒れるってどういうこと？

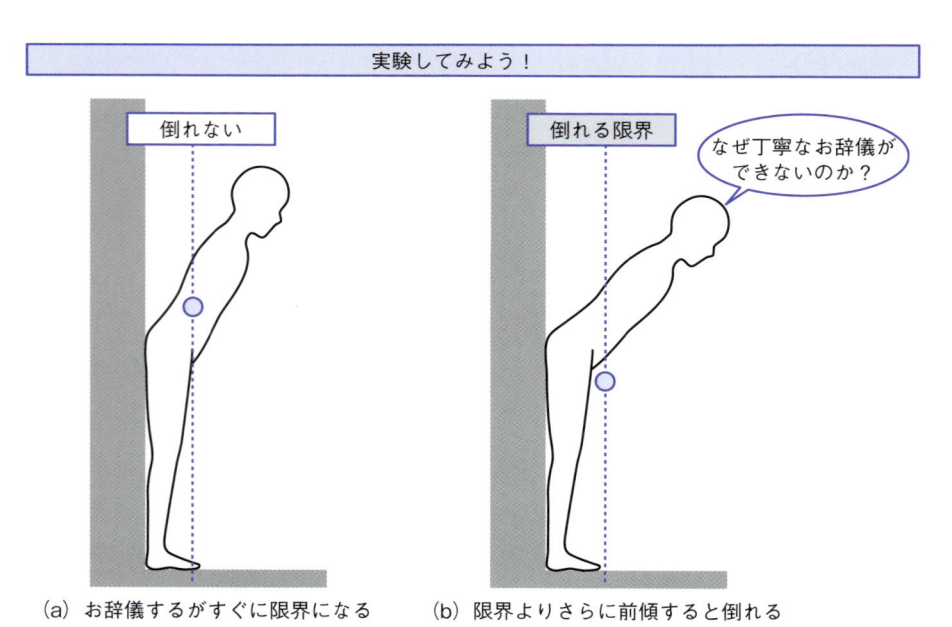

図10-7　壁にお尻をつけてお辞儀をするとどうなるか

お腹に赤ちゃんがいる妊婦は一般の主婦のような立位姿勢を保てず、どうしても上体を後ろに反らすことになります。妊婦は上体を後ろに反らし、お辞儀はお尻を後ろに移動することによって立位のバランスを保っています。ここで行った実験は、妊婦の姿勢やお辞儀姿勢、あるいは看護師がベッド周りで患者を持ち上げる姿勢をとると転倒する可能性がありますので、転倒しないための理屈を理解するために行いました。

❷ 実験！　重心を動かせないと身動きがとれなくなる実験

次に絶対に不可能な実験をしましょう。

図10-8(a)のように壁に向かって真横に起立し、片手を上げて側面と片足を壁につけます。その状態で、壁につけた足の反対側の足を図10-8(b)のように持ち上げます。この動作は不思議なくらい誰でも絶対にできないのです。図10-8(c)のように壁から離れると可能ですが、このときの姿勢は壁側に上体が反っています。

絶対にできない理由は、壁が重心移動を邪魔しているからです。図10-8(b)をよく見てください。片足を持ち上げたとたんに重心線は支持基底面から出てしまい倒れてしまうのです。このことを理解するため、図10-9を見てください。図(a)は壁に側面をつけ両足で立った状態を上から見た図です。重心は両足の真ん中にきています。しかし、片足を持ち上げたとたんに片足の支持基底面は失われます。壁側に身体が動かないように拘束されていますので重心は動かせません。図10-9(b)のように重心線は足の支持基底面からはみ出ます。ということは、右方向へ倒れることを意味しています。

以上のように人間の重心を動けなくなるように拘束すると身動きがとれなくなります。このよ

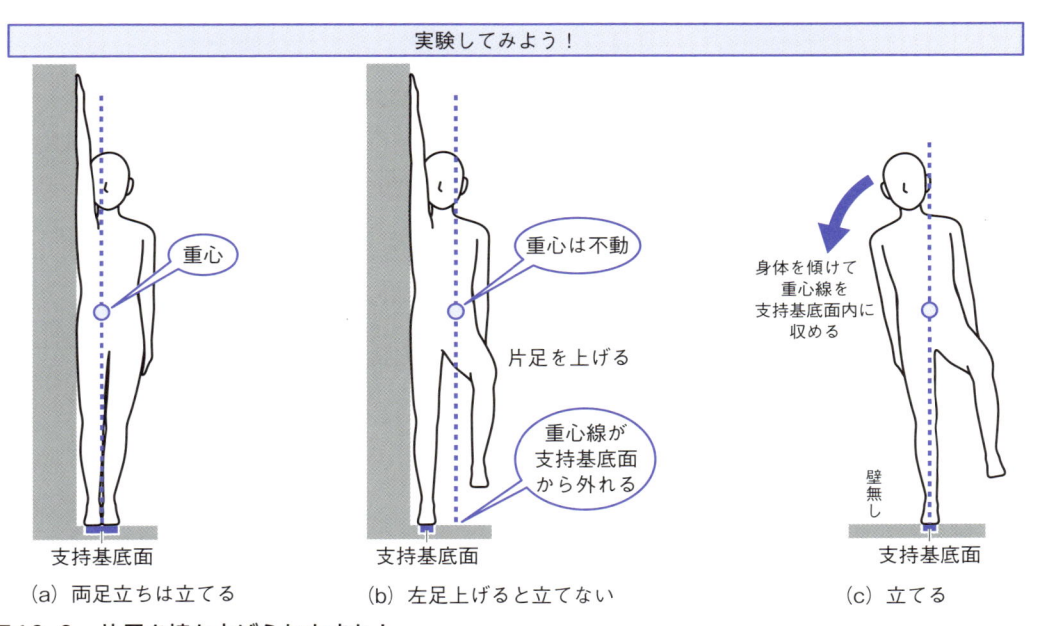

図10-8　片足を持ち上げられますか！

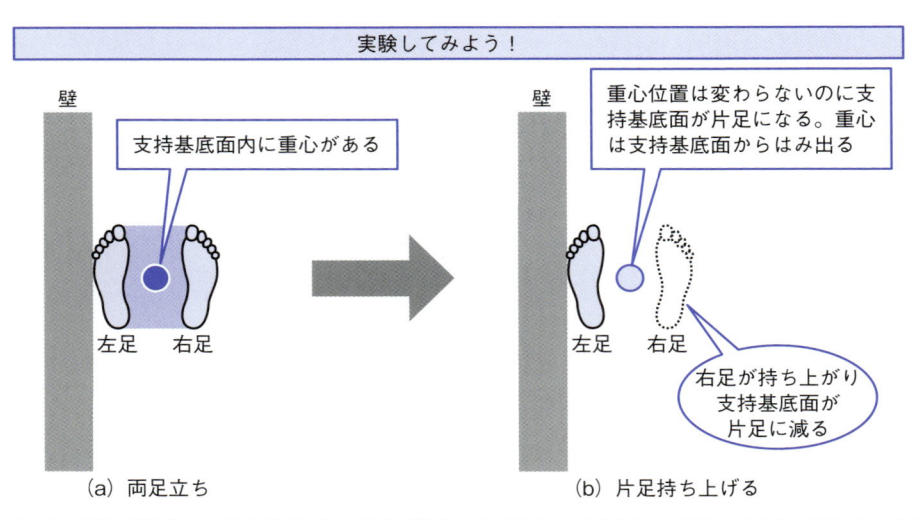

図10- 9　壁に側面をつけた片足立ちの支持基底面（図10-10（c）の患者持ち上げの考え方は同じ）

うに考えると、人間は倒れないように努力するために常に重心位置を上下左右にコントロールしていることがわかります。

❸ 実験！ 腰を中心に足位置や上体位置を巧みに変えて身体のバランスをとる

　壁に片足をつけるとその反対の足は持ち上がらない理由がわかりましたね。では、これを看護動作に関連づけてみましょう。**図10- 9**の壁側の足を看護師の両足、反対側の足を患者の両足であると想定します。そうすると、**図10- 9**は**図10-10**に示すように看護師が患者を抱き持ち上げる状態と似ていることがわかります。看護師と患者が向かい合っている姿が**図10-10（a）**です。看護師に患者が抱かれると**図10-10（b）**のように両者合体の重心位置は両者の中央にきます。このとき看護師はまだ患者を持ち上げていません。その後、看護師が患者を持ち上げると患者の体重は看護師の体重と合体し、新しい合体体重になります。持ち上げた瞬間の合体体重の合体重心位置は**図10-10（c）**の位置にありますが、このままでは**図10-9（b）**のようなかたちと同じ位置関係ですから看護師は前面に必ず倒れます。倒れないために、看護師は上体を後ろに反るか、足を引くか前に出すかして支持基底面を広げ、その中に合体重心を入れて倒れない努力をします。

　お母さんが子どもを抱き上げる場合も以上説明したことと同様です。子どもを抱く直前は、**図10-10（b）**のように親子合体重心はお母さんと子どもの支持基底面の中間にあります。お母さんが子どもを持ち上げた瞬間、**図10-10（c）**の患者の支持基底面のように子どもの支持基底面はなくなり、お母さんの支持基底面だけになります。そのため、お母さんは上体を後ろに反らし自身の支持基底面内に親子合体の重心線を支持基底面内に移動させます。

　こうして、一瞬ですが支持基底面の移り変わりがあり、その一瞬のところで姿勢の不安定な現象が起こります。

　このようにみてくると人間が重いものを持ち上げる場合、腰を中心に足位置や上体位置を巧み

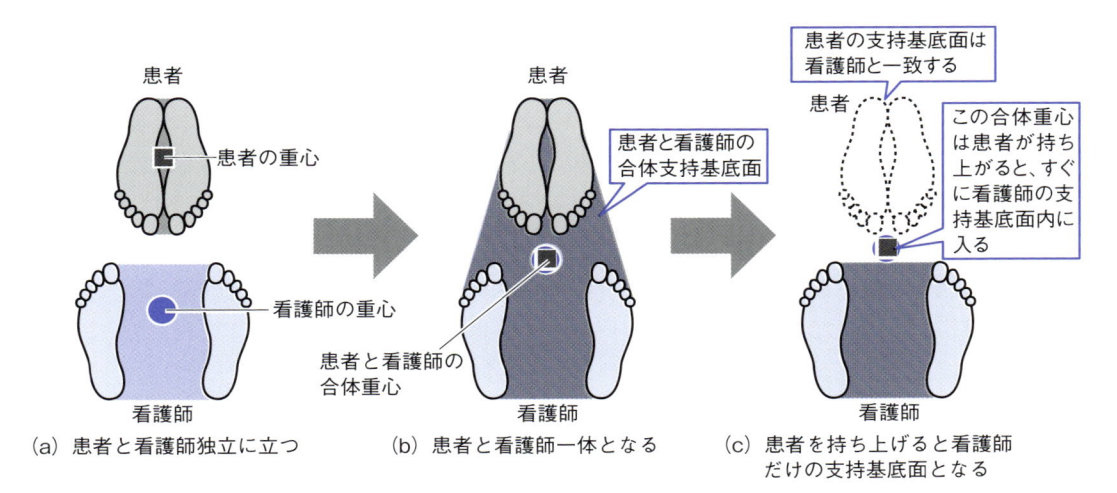

図10-10　患者持ち上げ時の安定性は、壁に側面をつけた片足立ちと考え方は同じ

にしかも迅速に変え、身体のバランスをとっていることがよくわかります。

④ 実験！ 起立する実験をいろいろ試してみよう

　図10-11は座位から立位に変わるときの姿勢を示します。図10-11(a)はふつうに立ち上がるときの姿勢で上体を前傾させ、重心を支持基底面内に移動させて立ち上がります。膝上にやや重い荷物を持って座っている場合、図10-11(b)に示すように腕を伸ばして立ち上がると比較的楽に立ち上がれます。これも簡単にできるので、実際に行い起立動作の確認をしてみてください。

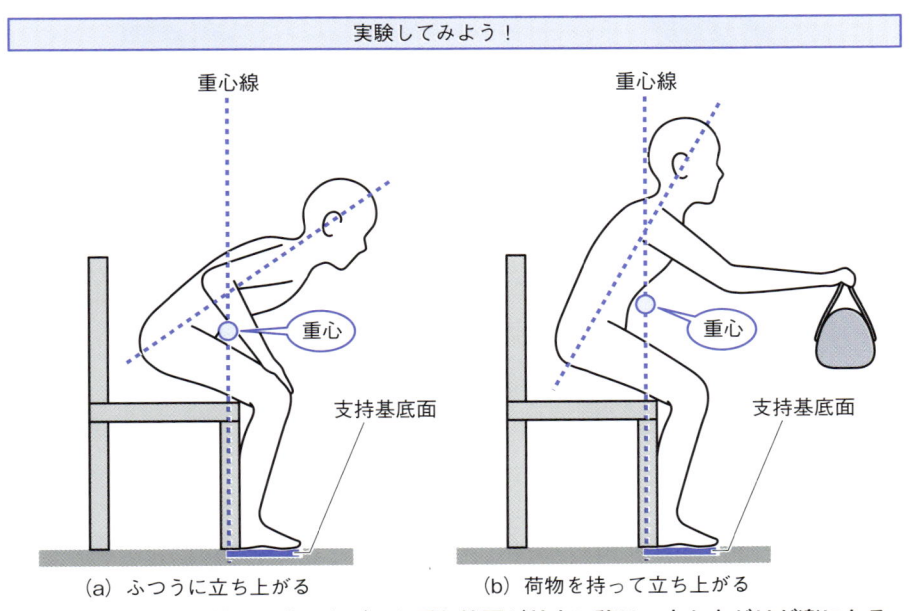

図10-11　重い物を持って立ち上がると重心位置が前方に移り、立ち上がりが楽になる

図10-12(a)は椅子に座った状態で手すりにつかまり、また、図10-12(b)は椅子の高さぐらいの台（椅子）に触れながら立ち上がる様子を示します。両図とも支持基底面の広がりの大小はありますが、つかまることによって支持基底面は広がり、姿勢が安定しますので安心して立つことができます。とくに図10-12(a)は両手で手すりを握りますので手先の不安定さがなくなり安定した姿勢で立つことができます。

図10-13は畳みから立ち上がるときに台に触れながら立ち上がる様子です。この場合、椅子に座ったときのように両足を揃えることはできませんので、畳みに片膝をつき他方の足を前に出し図のように立ち上がります。図10-12と同様に支持基底面は大幅に広がりますので安定した姿勢で立つことができます。

最後に、椅子に座った状態で上体の姿勢は変えずに、図10-14(a)〜(c)のように足位置を変えて立ち上がる実験を行いましょう。図10-14(a)のように上肢と下肢の角度を90°にした状態から図10-14(b)のように足を10cmほど前に出した状態で立ち上がってみてください。この場合は、いくら前傾しても立ち上がれません。立ち上がるためには、頭部を後ろに引いておいて頭部と上体を勢いよく前方に移動させると立ち上がれます。つまり、慣性の力を利用するわけです。

次に、図10-14(c)のように上肢と下肢の角度90°の状態から足を10cmほど後に引いた姿勢で立位になってください。このように足を十分引くと楽に立つことができます。最後に図10-14

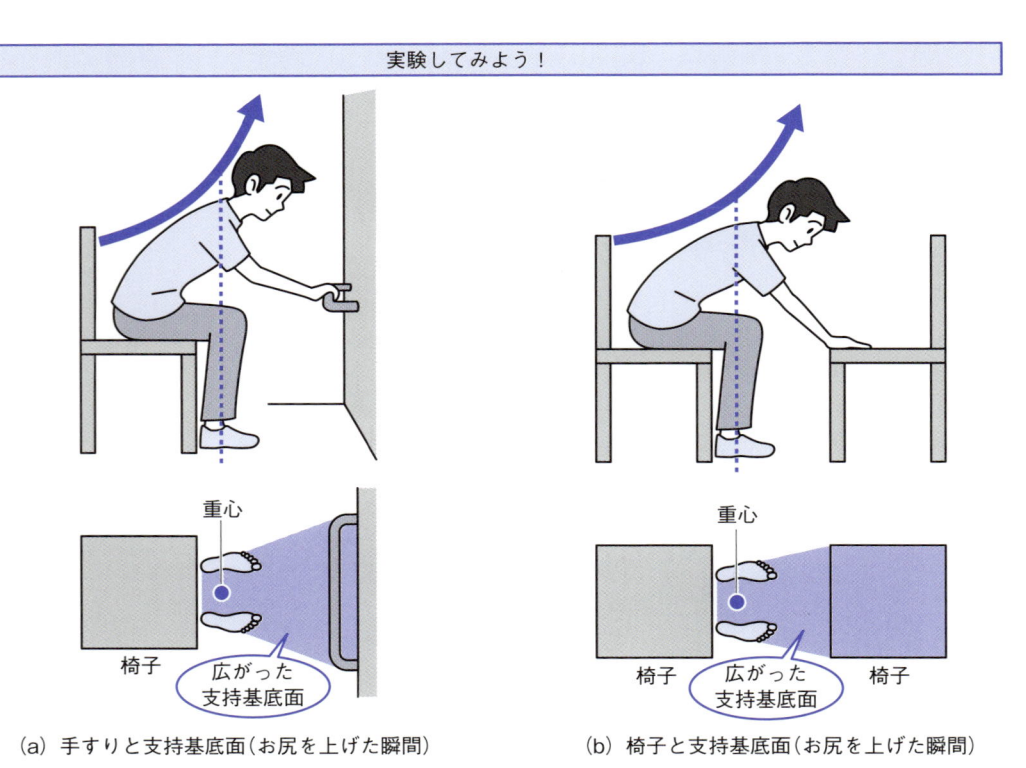

実験してみよう！

重心

椅子 広がった支持基底面

重心

椅子 広がった支持基底面 椅子

（a）手すりと支持基底面（お尻を上げた瞬間）　　（b）椅子と支持基底面（お尻を上げた瞬間）

図10-12　物につかまると支持基底面は広がり、姿勢は安定する

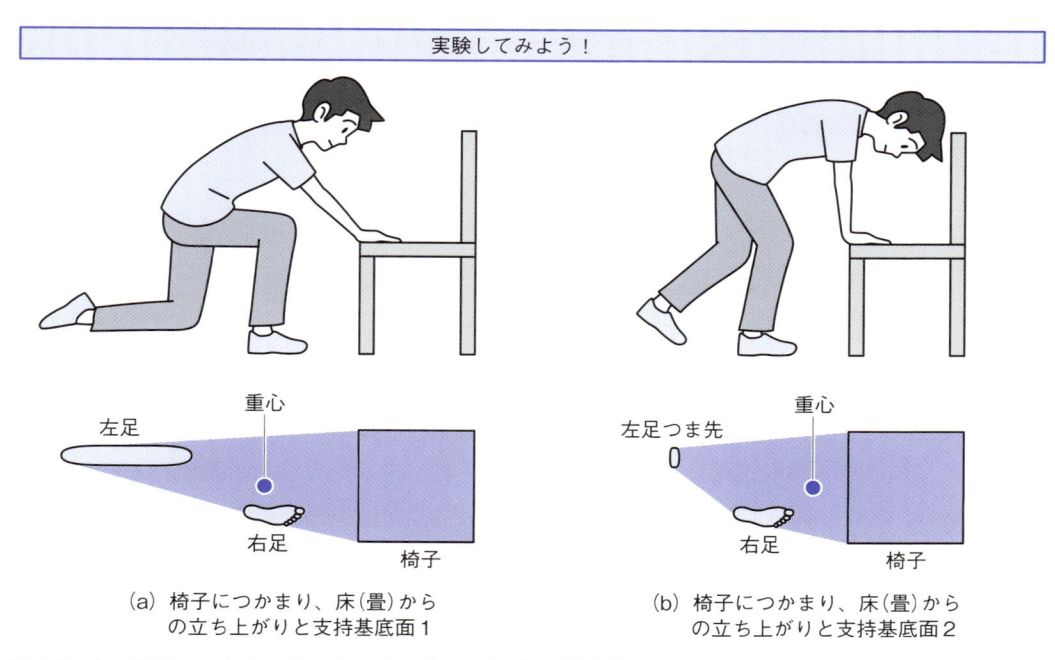

（a）椅子につかまり、床（畳）から
の立ち上がりと支持基底面1

（b）椅子につかまり、床（畳）から
の立ち上がりと支持基底面2

図10-13　椅子につかまり床からの立ち上がる場合の支持基底面変化

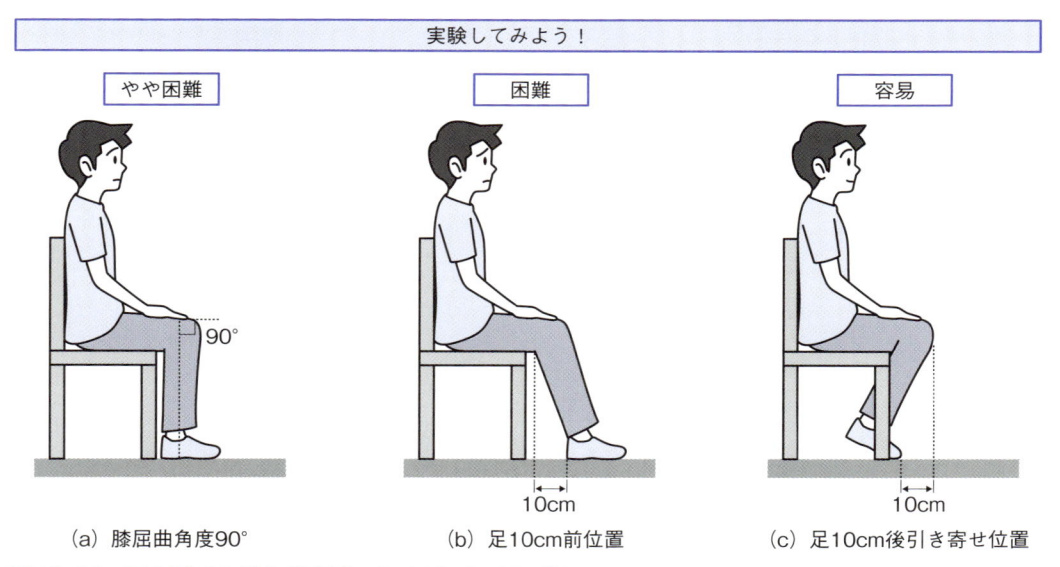

やや困難　　　困難　　　容易

（a）膝屈曲角度90°

（b）足10cm前位置

（c）足10cm後引き寄せ位置

図10-14　足を引くと起立が容易になるがそれはなぜか

(a)のように上肢と下肢の角度を90°にした状態で立ち上がる実験です。上体を前傾させないで立ち上がることはできません。やや前傾させると立ち上がれます。**図10-14**(c)の立ち上がり方法は、患者に足を引いてもらうことをひと言お願いすれば、容易に立ち上がれますので患者の看護支援に役立ちます。

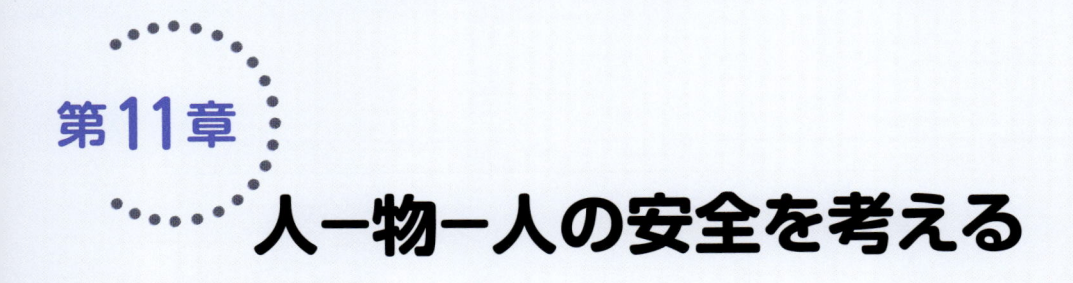

第11章
人−物−人の安全を考える

　人間だけでなくあらゆる生物は、常に危険にさらされています。安全だと思って平穏に生活しているにもかかわらず、天災によって家族すべてを突然失うことがあったり、乗り物で事故に遭遇する危険は常にあります。製品を作る生産現場では、機械の不具合で思わぬ突発事故が、操作する人間側の過失でも事故は生じますし、レジャーなどで事故や災難は絶えることなく起こっています。

　人の命を救う医療現場では質は少し異なるかもしれませんが、大小さまざまな事故は起き、報道もされています。そのため安全にかかわるいろいろな研究が昔からなされ、書籍も多く出版されています。こうした書籍によると、安全の原理・原則が述べられ、事故予防の警告は常に発せられています。

　本章では「人−物−人のかかわり」と看護の安全について考えます。安全を考える場合の切り口はいろいろありますが、ここではまず「人個人の安全」「人−物にかかわる安全」について考えます。さらに看護は患者を対象とする仕事ですので、「人（看護師）−人（患者と）にかかわる安全」「人（看護師）−物（医療機器・器具）−人（患者）にかかわる安全」についても考えます。

「人 個人」の安全・不安全を考える

　図11-1は、「人個人」「人−物」「人−人」「人−物−人」がお互いかかわりをもって生活をし、仕事をし、行動を起こすことを示す関係図です。これらの安全・不安全について考えます。

　人間は間違い、勘違い、予測違い、錯覚をします。安全だと思って独りで歩いていても地面の小さな段差など障害物でつまずき転倒することがあります。誤って側溝や穴に落ちたり、壁や柱にうっかりぶつかることも考えられます。ぶつかる対象物が静止しているなら、受けた傷害は軽度ですむでしょう。しかし、自動車や列車のような乗り物に当たれば命を失い、自転車や歩行者のように小さな対象であっても、相手が動いている物や人にぶつけられれば、大きな衝撃を受け傷害を被るおそれがあります。このように本人自身は安全な行動をとっていても、やってくる相手が不安全行動をとれば事故に発展します。

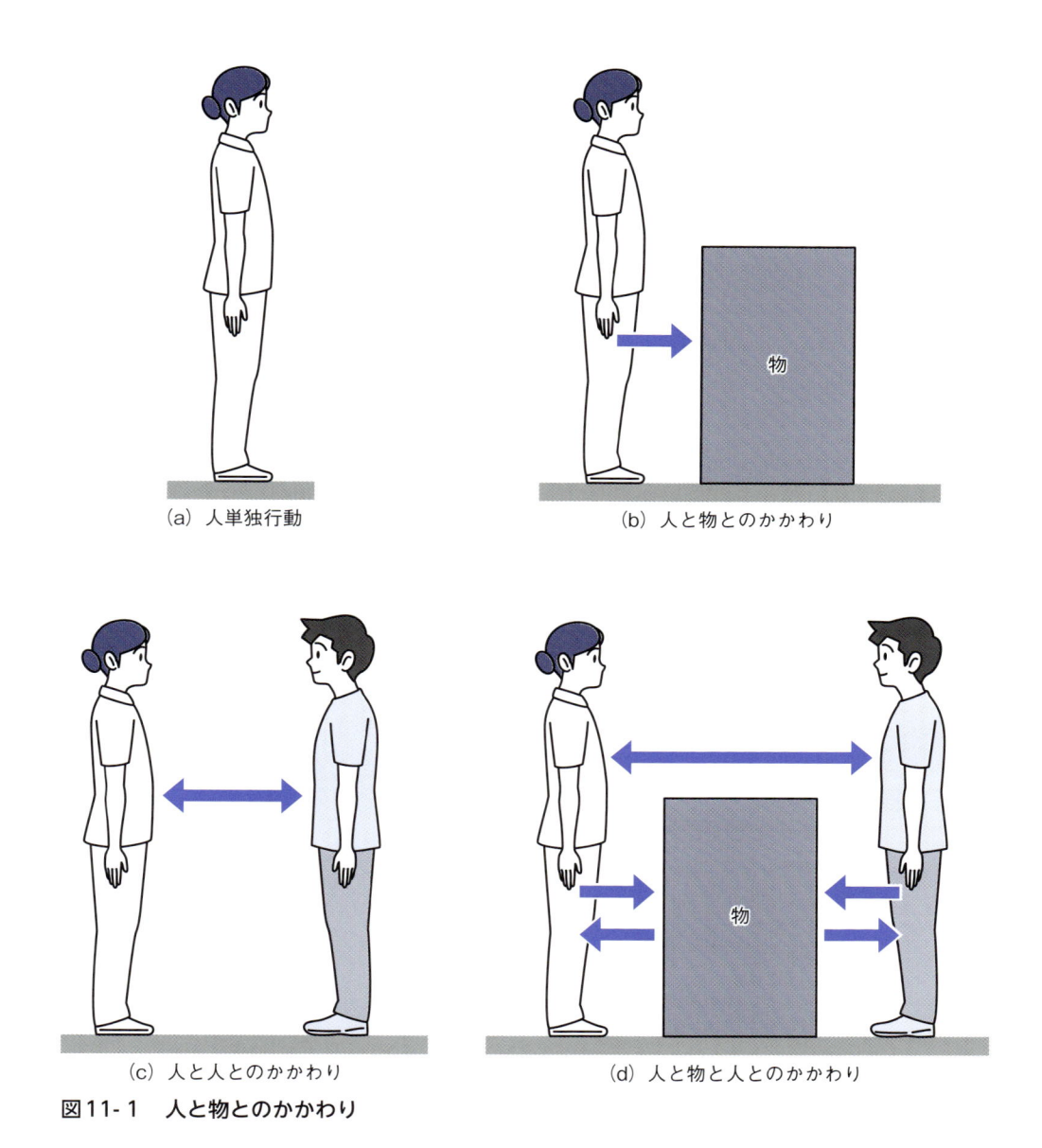

（a）人単独行動   （b）人と物とのかかわり

（c）人と人とのかかわり   （d）人と物と人とのかかわり

図11-1　人と物とのかかわり

　われわれ人間は動かずにじっとしていれば、事故は起こらず安全かもしれません。しかし、地震や落雷、隕石落下などの天災に突然襲われることがあるかもしれませんし、家の中にいても不注意で思わぬ転倒事故にあうかもしれません。

　看護の臨床現場を考えると、緊急時に看護師は患者のところへ走って行くことがあります。そのときに滑って転ぶこともあるかもしれませんし、誰かとぶつかることも考えられます。人間は一歩外へでて動けば、自分では気をつけても、やってくる自転車・自動車の操作・操縦ミスにより衝突される危険は常にあります。動かなければ事故や傷害にあう確率は少ないことは事実です。しかし、生活を営むために仕事、買い物、旅行、遊びなどで動かないというわけにはいきません。そうすると事故や障害に出会う可能性は高くなることは間違いないのです。

「人」－物」の安全・不安全を考える

　図11-2は、単身で動く場合に起こる可能性を示す図です。注意してもうっかりすると段差につまずき、あるいはくぼみに落ち込み怪我をすることは考えられます。以前、お祭りの夜店で使う照明用発電機を回すエンジン用のガソリンが爆発し、多くの犠牲者が出たことがあります。このような事故は人と物とのかかわりで生じた典型的な事故の例です。**図11-3**(a)は、人間が物とかかわるというイメージを表した図です。図に示した医療機器や検査機器は、各種医療機器を代表する物であると考えてください。自動車、列車、飛行機も一種の機械であって物です。これらは人が乗り操縦・運転してはじめて乗り物になりますが、操縦・運転をしないならば単なる大きな金属のかたまり（物）にすぎません。

　物には針のような微小な物から、ハサミ、鑷子など手に持って使う医療器具や道具、体温計、体重計、血圧計のような測定器などがあります。こうした物を運ぼうと持ち上げたとき、その物が重ければ腰痛を起こす危険性があります。また、持ちにくい物であれば手に怪我を負うこともあるかもしれません。

　人間はこれまで大きな乗り物から小さな医療器具にいたるまで、安全で便利な物を創造し、それを使って産業・文化・医療技術を発展させてきました。しかし、こうした便利な物を使ったために、事故が起きたという事例はたくさんあります。物が小さいか大きいか、扱いやすいかどうかによって、怪我や傷害の大小は決まります。こうした物の開発には安全を第一に考え、人間工学的な手法を使い設計・製造が行われています。

　看護に限ってみると、生活援助か診療援助かによって扱う道具や医療器具は異なります。また、衣生活ケア、食事ケア、身体清潔ケア、体位変換ケアなど、ケア内容によっても使う物の種類は

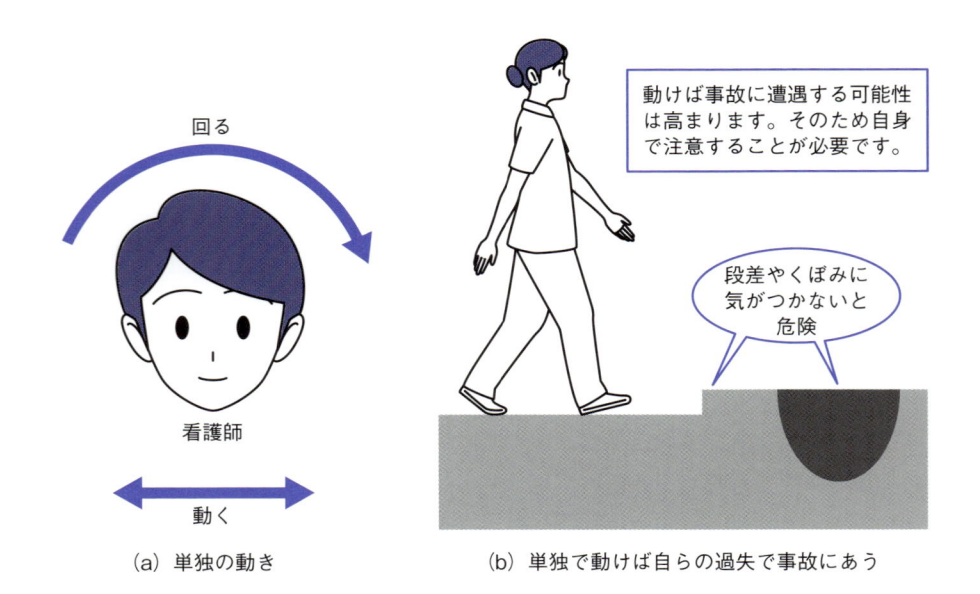

回る

看護師

動く

（a）単独の動き

動けば事故に遭遇する可能性は高まります。そのため自身で注意することが必要です。

段差やくぼみに気がつかないと危険

（b）単独で動けば自らの過失で事故にあう

図11-2　人自身（単独）の安全・不安全

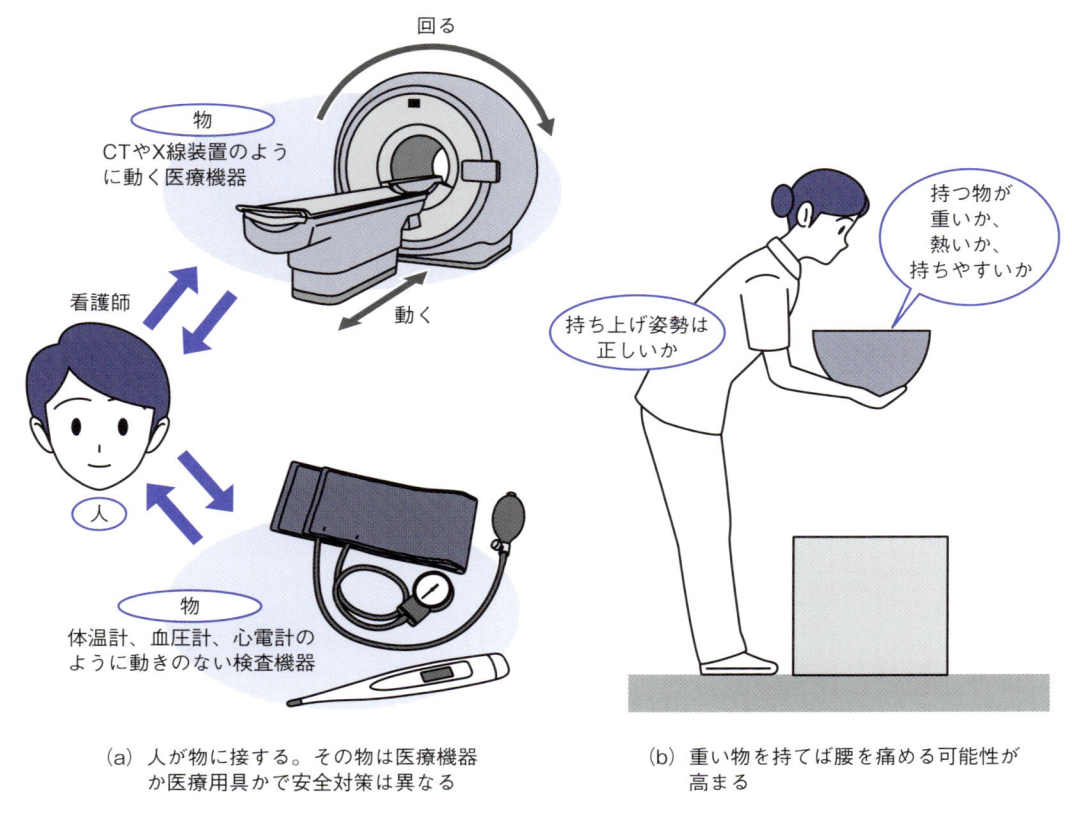

（a）人が物に接する。その物は医療機器　　（b）重い物を持てば腰を痛める可能性が
　　か医療用具かで安全対策は異なる　　　　　高まる

図11-3　人と物とのかかわりと安全・不安全

異なります。食事のケアであれば食器、箸、お盆、オーバーテーブルなどの物とかかわりがあります。いずれにしても、人は物とのかかわりなしで生活援助をしたり診療援助を行ったりすることは不可能です。

　図11-3（a）に示した人は看護師、物は医療関係の物品すべてを表しています。物とのかかわりという観点で、ここでは患者の生活援助・診療援助を行うための準備をしているところだと仮定します。この図は生活・医療活動を円滑に行うため、医療関係の装置や器具の整理・整頓、それらの手入れ、運搬などの場面を想定し、人と物とのかかわりがあることを示しています。

　図11-3（b）は、重量物を持ち上げる姿です。患者を援助するためには、その前に部屋の掃除・整理、ベッドメーキング、ベッドの配置換え、薬液運搬などの準備として物とのかかわりはたくさんあります。扱う物が重ければ重いなりの持ち方、持つ姿勢、移動のやり方があります。例えば、ベッドメーキングをする場合、前屈姿勢でマットレスを持ち上げますので、腰部に障害を起こす可能性は十分考えられます。**図11-4**に示すように車椅子に乗った患者が降りようとして、足置き台に足を引っかけ転倒するというような場合もあります。

　物がなければ転倒はしません。以上の例が「人と物とのかかわりの不安全」です。

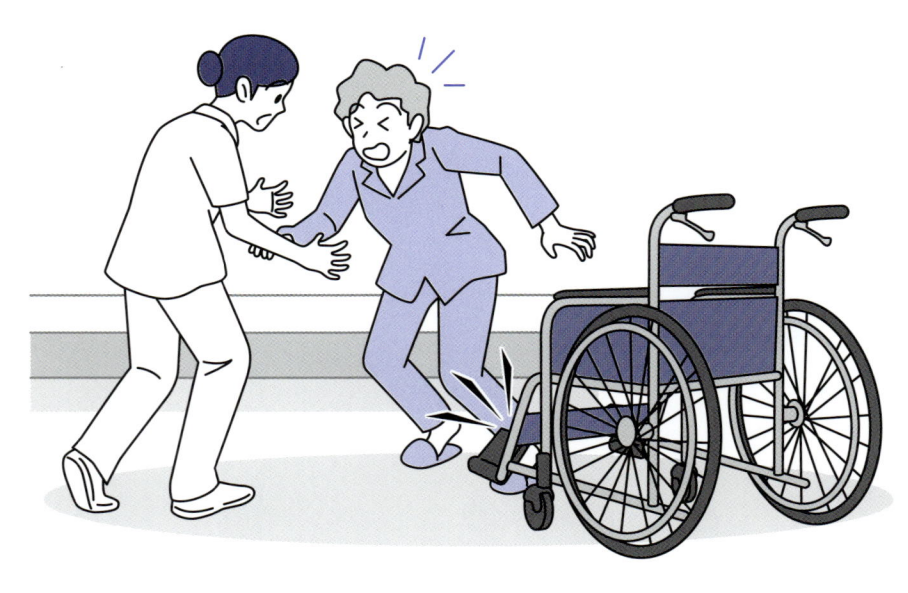

図11- 4　人が物につまずく

「人 −人」の安全・不安全を考える

　次に「人−人」のかかわりについて考えます。看護の援助には、生活援助と診療援助があります。生活援助には衣生活ケア、食事ケア、身体清潔ケア、体位変換ケア、ADL自立ケア、罨法ケア、呼吸困難ケアなどがあります。その多くの援助には物とのかかわりがあるのがふつうです。洗髪援助は患者の髪を直接手で洗うので「人−人」とのかかわりのよい例ですが、髪を洗っている場面だけが人−人とのかかわりです。そこにはワゴン車をはじめ洗髪容器、石けん、シャンプー、タオルなどの物を使います。

　物とのかかわりが比較的少ない援助は体位変換でしょう。しかし、厳密に考えると患者が身につけている寝衣は物ですし、その物（滑りやすい）があるために体位変換が容易に行えないことも考えられます。このように直接患者に触れて援助を行うような場合をここでは「人−人」のかかわりとしています。しかし、マッサージを行う援助を除き、物が全く介在しない看護や援助はありえないのではないでしょうか。

　図11- 5（a）は人（看護師）と人（患者）とのかかわりを示す図です。**図11- 5（b）**のように看護師が患者の脇の下に手を入れて座位の位置を変えるシーンは、寝衣とマットレスを除きそこには物は介在しません。また、**図11- 5（c）**に示すように患者を車椅子から抱きかかえ、ベッド端へ座位援助するような場面は、抱えきれずに無理しすぎて脊柱を痛める可能性があります。

　看護の対象は患者という人ですので、物と異なって適切なケアが必要です。それには、相手の表情、肉体と精神状態をうかがいながらの援助が必要です。身体部位に異状がなく、容態が比較的安定している患者なら、コミュニケーションを上手に交わし援助手法を説明すると、納得のい

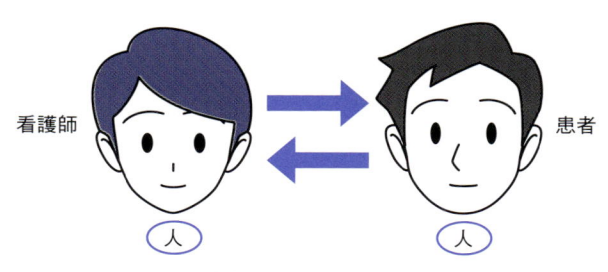

（a）人と人とのかかわり

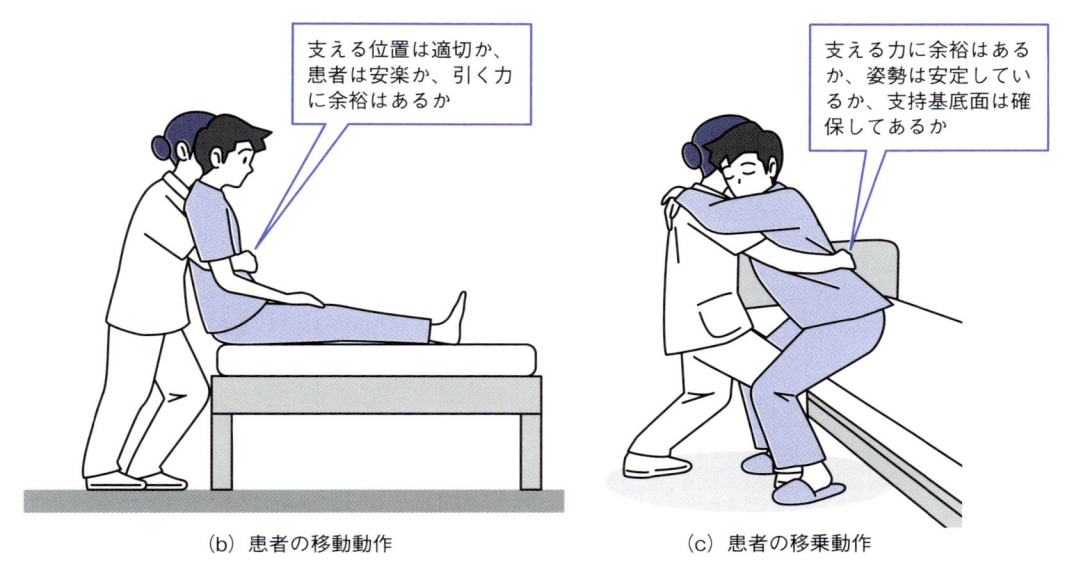

支える位置は適切か、患者は安楽か、引く力に余裕はあるか

支える力に余裕はあるか、姿勢は安定しているか、支持基底面は確保してあるか

（b）患者の移動動作　　　　　　（c）患者の移乗動作

図11-5　人と人とのかかわりと安全・不安全

く援助が行えます。「人－人」のかかわりの安全は、患者側にコミュニケーション能力があるかないか、あるいは障害、傷害、身体異状の有無などによって、その対応の仕方は異なります。

　図11-6は赤ちゃんをお風呂に入れるシーンです。**図11-5**とは対照的で赤ちゃんは体重が軽いので、抱いても負担の問題はないかと思うかもしれません。しかし、腕を伸ばしてバスタブに入れるなら、看護師の肩部には大きな力が作用し障害を被るおそれはあります。一方、あってはならないことですが、誤って赤ちゃんを手から滑り落とすおそれがないとは限りません。看護師が扱う対象は患者という病をもつ弱者で大人、子ども、赤ちゃんがいます。そのため、看護師と患者双方の安全は、慎重で注意深い配慮が必要です。

「人」－物－人」の安全・不安全を考える

　一般現場の仕事やデスクワークは、**図11-3**に示したように人と物とのかかわりがふつうです。ところが、医療・看護分野では、**図11-7(a)**に示すように人（看護師）は、物（医療物品）を介して人（患者）になんらかの医療行為を施します。つまり、人（看護師）と物（医療機器・器具）と人

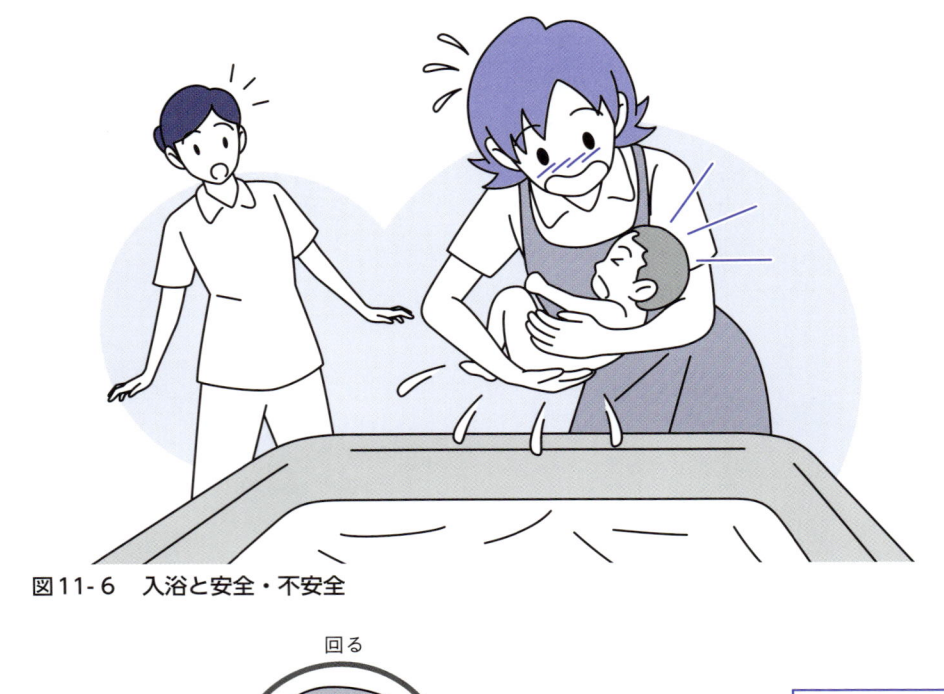

図11-6　入浴と安全・不安全

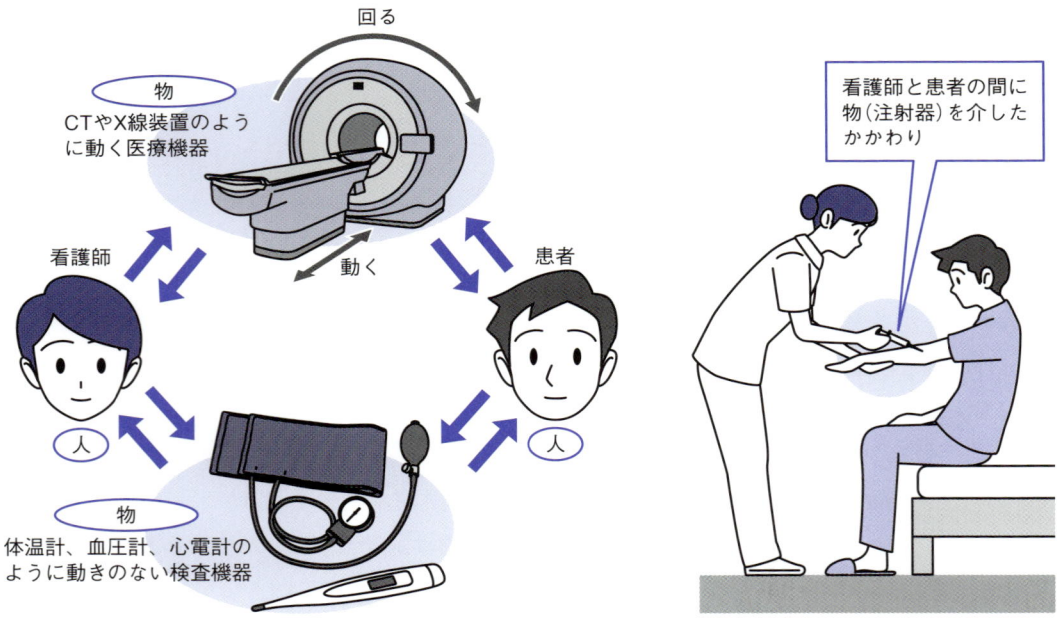

（a）人と物と人とのかかわり

（b）看護師と注射器と患者の関係

図11-7　人と物と人とのかかわりと安全・不安全

（患者）がお互いかかわりあって生活援助、医療援助が行われています。同様に血圧を測るという場合は、看護師と血圧計と患者というかかかわりになります。

　例えば、**図11-7**(b)に示すように注射をする医療行為は、人（注射する看護師）、物（注射器）、人（注射される患者）というかかわりがあります。このときの安全は、看護師の注射に対する技量、

熟練度、注射される患者の皮膚や血管の状態、注射時の肉体・精神的状況、姿勢、部屋の照明などいろいろな要素によって左右されるでしょう。また、針先の太さや刺入角度、注射器の内筒を押すのに力が必要など注射器の物理的な特性によっても不安全な状況が生じます。

医師が聴診器を使って患者の容態を検診するという姿を想像してみてください。医師と聴診器と患者とのかかわりがここでいう「人−物−人」とのかかわりの例です。図11-8は看護師がギャッチベッドの操作を行っているシーンです。この場合は、人(看護師)と物〔ギャッチベッド(医療機器)〕と人(患者)というかかわりで看護援助が遂行されています。このときの安全確認は、背上げ時にチューブなどがベッドに引っかからないか、背上げ角度は適切か、衣類や寝具が手すりに挟まっていないかなどに注意することです。

このように考えると、素手で直接看護する場面は少なく、用具・器具・検査器具・医療支援用具など物を介して患者のケアをする場面がほとんどであることに気がつきます。その物を創造し、作り出す場合に配慮する最重要な課題は、医療機器や器具という物を使って看護される患者の安全です。人間工学は使って安全な物を創造し、設計・製作する分野に役立っています。

注射の安全を考えると、看護師は準備段階あるいは注射終了後の注射器と針の処理時に誤って自身の手に針を刺してしまうことがまれにあります(針刺し事故)。患者側からみると穿刺位置が定まらず、何度も穿刺を繰り返えされ痛い思いをすることもあります。X線写真の撮影では、患者はX線撮影装置台に立ちます。放射線技師は室外の操作室へ移り、患者に後ろに向いて、横に向いてとマイクを通して指示します。このような場面は、「人−物−人」のかかわりですが、放射線技師はX線装置を遠隔で操作しますので、人(技師)と物(X線撮影装置)とは離れています。しかし、人(技師)と物(装置)が離れていても音声で患者との情報交換はできています。一方、物(装置)と人(患者)との関係はX線撮影のために装置に人が密着してかかわっています。

このように「人−物−人」のかかわりがあってX線撮影は実施されます。このとき、もしも装置が暴走したらとか、X線の強度が許容値より高いとか、動く装置に乗った患者の転落などいろ

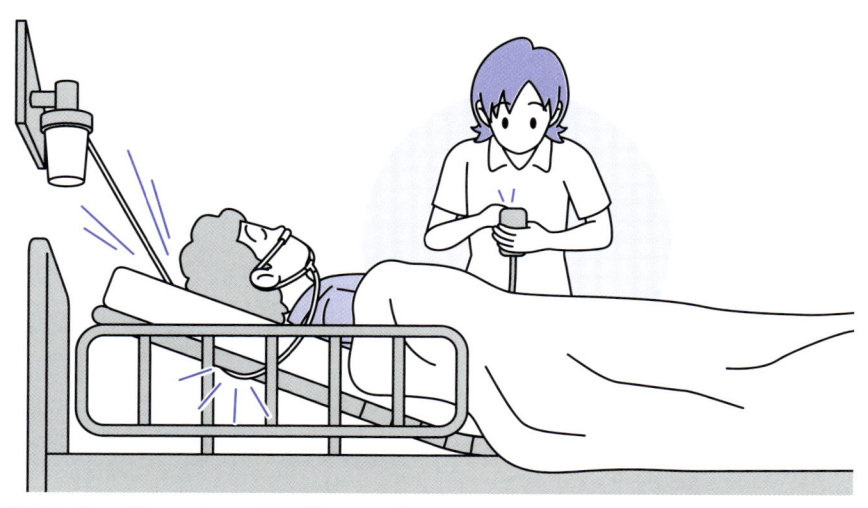

図11-8　ギャッチベッドの背もたれ位置調整の安全・不安全

いろな不安全なことが考えられます。

　診療援助には、バイタルサイン測定、計測ケア、感染予防ケア、褥瘡ケア、経口的与薬法ケア、輸液療法ケア、輸血ケアなどがありますが、いずれも物（装置、用具など）を使ってのケアです。こうした物が患者にとって違和感なく受け入れられ、看護師にとっては間違いなく装着でき、正確に検査値が測れることが要求されます。機器や用具の使用方法や装着の誤りで事故にいたらないよう安全を確保したいものです。

「人−自然現象」の安全・不安全を考える

　落雷にあうことは極めてまれですが、運が悪いとその落雷に遭遇することがあるかもしれません。病院で手術中に落雷があり停電したら、その手術は成功するかどうか心配になります。あるいは図11-9のように、注射中に落雷のために停電になったら場合、その注射はうまく打てるかどうかも気になります。

　こうした自然現象により突然停電する場合、患者の手術や注射ができなくなることが心配です。しかし、こうした場合の安全策として病院の電源システムはすぐにバッテリーに切り替わるか、あるいは発電機が自動的に起動し照明がすぐ点くようになっていますので安心です。こうした場合の安全システムはバックアップ・システムといいます。機械装置の場合、次章で述べるバックアップシステムやフェイルセーフという方法が事故防止に役立っています。医療事故は、医療従事者の誤り、つまりヒューマンエラーによることが多いので、それをなくす努力は各方面で昔からなされています。

　しかし、いろいろと試みていますが、完全に事故をなくすことは不可能のようです。人間は思い込みエラー、うっかりミス、確認ミスなど誰でもがしてしまいますので、それを完全になくすことはできないです。そのため事故は繰り返し起こっています。

　次章では、看護のミス・エラー、ヒヤリ・ハット、錯覚について考え、事故防止に役立てることにします。

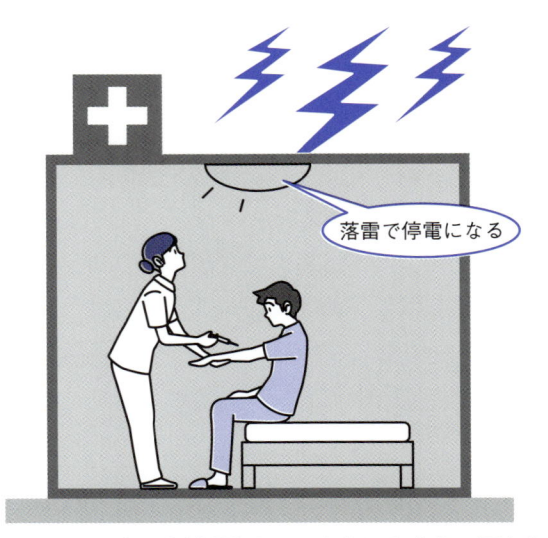

落雷で停電になる

図11-9　人と自然現象とのかかわりと安全・不安全

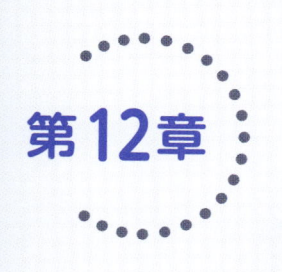

第12章 看護の安全を考える

　最近、医療関係でインシデント (incident) という言葉をよく聞きます。これは「重大な事故につながる可能性がある出来事」のことをいいます。例えば「アンプルカット時に自分の指を切った」というような事故です。ふつうは切り傷程度で大事にいたらずにすみますが、それがもとで本人に重大な障害を誘発する可能性はあります。とすると、この指を切ったという事故はインシデントといえます。

　「点滴台に足をぶつけた」「洗髪時，患者さんのパジャマを濡らしてしまった」「蓄尿時の患者の尿を別の人の容器に入れてしまった」「患者の名前を呼び違えた」「患者の食事を間違えて，別の患者に食べさせた」など、あげればきりのないほどの報告はあります。最後の例で「患者の食事を間違え……」という報告は食事でよかったので、もしも薬であったら、あるいは注射薬液の取り違いであったらなら患者の生命にかかわる重大事故にいたる可能性があります。こうした経験は「ヒヤリ」とし「ハット」するので、「ヒヤリ・ハット」といいます。場合によっては、このヒヤリ・ハットが大事故に通じることもあり、そうなるとインシデントともなり得ます。

ヒヤリ・ハットとハインリッヒの法則

　数々の経験則をまとめたものに「マーフィーの法則」というのがあります。これは「間違う可能性のあることは必ずいつかは間違う」「起こる可能性のあることは、いつかは実際に起こる」「重い物を頭上の棚に置けば、必ず誰かがいつか落とす」というようなことです。このような小さな手抜かりがいくつか重なり、あるいは引き金となって事故は起きます。前述した「……に足をぶつけた」「パジャマを濡らした」「名前を呼び間違えた」などは、起こる可能性が十分ある事柄ですので、それが現実に起こったわけです。

　「ハインリッヒの1対29対300の法則（米国の安全技師 H.W.Heinrich が1941年に発表した、ヒヤリ・ハット事例に関する法則）」というのがあります。この法則は「1件の重大災害（死亡・重傷）が発生する背景に、29件の軽傷事故と300件のヒヤリ・ハットがある」という警告です。図12-1はハインリッヒの法則を図にまとめたものです。看護業務のなかで、ヒヤリ・ハットも含

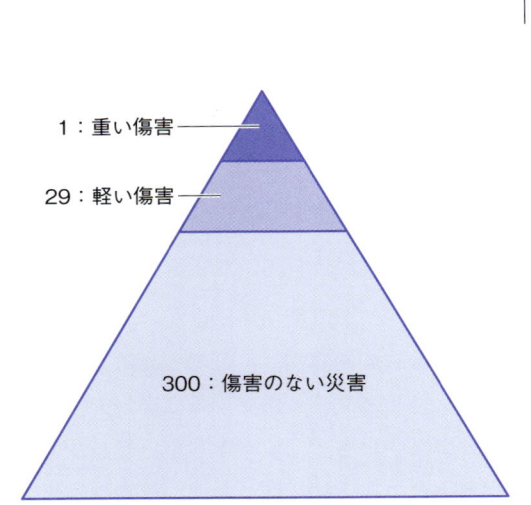

1：重い傷害

29：軽い傷害

300：傷害のない災害

図12-1　ハインリッヒの法則

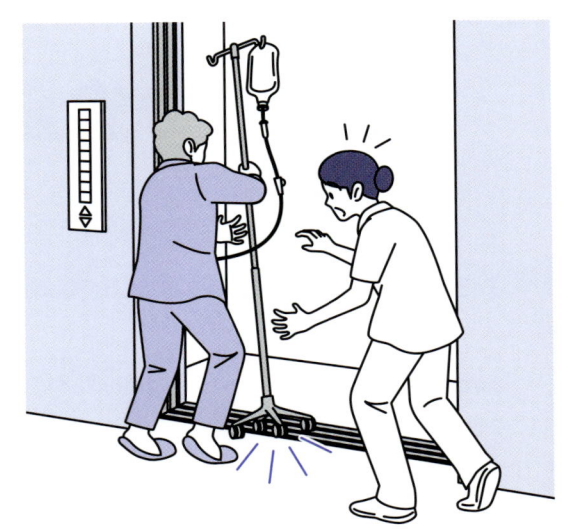

図12-2　キャスターがエレベーターの隙間に挟まったヒヤリ・ハット

め不安全な状態や行動となると、相当な件数があると思われます。いつもやっていて平気であったからという不安全な行為・行動は、ヒヤリ・ハットを飛び越え重大事故や災害になる可能性があるのです。

　「アンプルカット時に自分の指を切った」「点滴台に足をぶつけた」「患者の名前を呼び違えた」「患者の部屋を間違えて入った」「点滴の中に入れる薬を間違えた」「薬液を所定の位置に置くのを間違えた」など数えればきりがないほどのヒヤリ・ハットはあります。業務活動を通じて「ヒヤリ」としたり「ハット」したりしたことの事例を当事者が積極的に集めて、重大事故の根本原因を探り、事故防止に努め、再発や被害の拡大を防ぐためにヒヤリ・ハット活動が行われています。ヒヤリ・ハット活動の効果の第一は"重大事故の未然防止"です。ヒヤリ・ハット事例の原因を追求し改善することができれば、重大な災害が起こる前により安全な環境を作れます。ヒヤリ・ハット事例を収集して系統立てて分析すれば、いままで気付かなかった新たな危険を見出すことができるかもしれません。そして、ヒヤリ・ハット活動を行い報告することを習慣にすると、危険に対する感覚は鋭敏になります。

　図12-2は、患者を移動支援中にエレベータ入口で点滴台のキャスターが床とエレベータ間の隙間に挟まりつまずいた様子です。このつまずきが原因で、患者はエレベータ内に倒れ、大怪我をすることが考えられます。図12-1のハインリッヒの法則に従うとするなら、こうした小さな事故がいくつも重なるといつかは重大な事故につながることを示唆しているのです。

　安全というのは、安らかで災害のないことです。とくに、人間の死傷につながるような危険がないことを安全といいます。一方、機械装置の安全というのは、その機械が破壊や機能喪失して人に危険を与えないことです。例えば、ME機器に触れたら感電して死傷するというようなことがないことが安全です。

ヒューマンエラーとはどんなエラーか

❶ 人間がおかす間違い「認知ミス」「判断ミス」「動作ミス」

　ヒューマンエラーをおかしたことがないという人はいないでしょう。「目覚ましをセットし忘れ寝坊した」「熱いコーヒーをこぼして火傷をした」「駅で定期券を忘れたことに気づき家に戻り遅刻した」など、このような日常的な失敗も含めて、誰もが経験するのがヒューマンエラーです。人間がおかす間違いには認知ミス、判断ミス、動作ミスがあります。事故が起こるとそれは人間の問題なのか、機械の問題なのか、あるいは職場に問題がるのかと迷います。大事故は、職場の教育が不徹底、機械の安全装置が不十分、仕事が難しい、体調不良などの要因が重なって起こりますので、事故が生じた場合、その原因の所在を特定することは難しいのがふつうです。

　事故が起こるたびに、「ポカミス（ポカンとして起こしたミス）」「ボンミス（単純なミス）」「ミス（失敗すること、過失）」「エラー（誤り）」などのカタカナ用語をよく目にします。日本語でも「思い過ごし」「迷い」「錯覚」「誤り」「失敗」「間違い」「しそこない」「正しくない行為」「真でないことを真と見なす」といった用語がよくマスコミなどで報道されます。起こしてしまった事故の多くは、人間がおかす間違いで、この人間の間違いを「ヒューマンエラー」といいます。

❷ 人の目はごまかされ、間違いや事故につながる

　図12-3は、点滴を受けている患者です。この場面でどのような事故が考えられるでしょうか。点滴を受けていることをうっかり忘れ、身体位置を急に変えるとか横になることも考えられます。また、トイレに行きたくなって急に立ち上がり、チューブが引っ張られ針がはずれたり、点滴台を倒してしまったりするかもしれません。

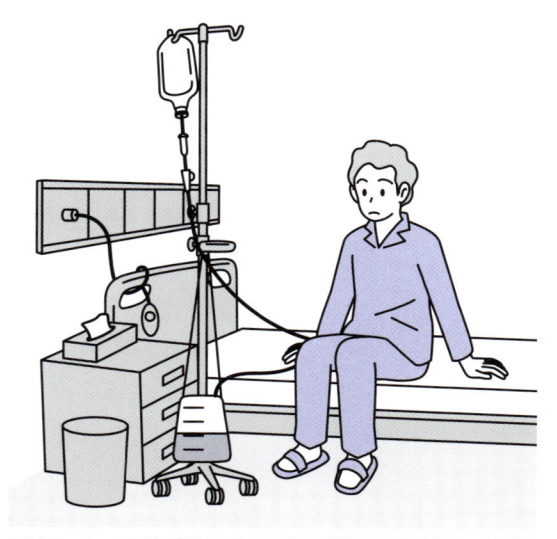

図12-3　事故が起こりそうな雰囲気が感じられる光景

117

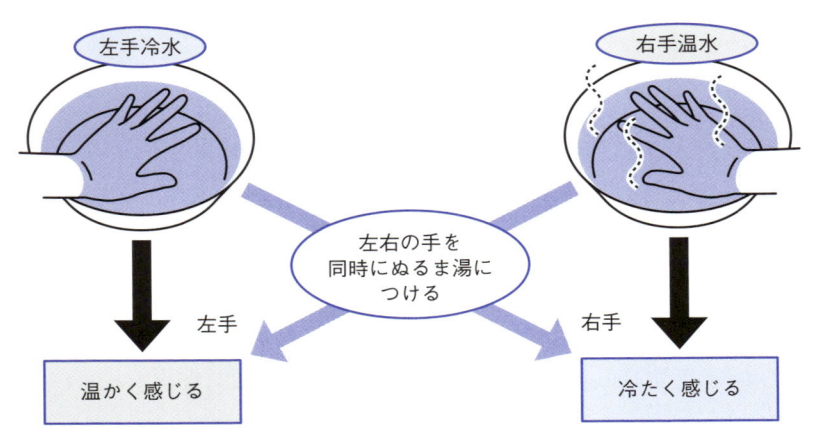

図12-4　だまされる手の温覚

　人間の五感を狂わせるような現象があります。例えば、**図12-4**に示すように左手を冷水、右手を温水に入れておきます。つぎに左右の手を同時にぬるま湯に入れます。そうすると、冷水に入れていた左手は温かく感じ、温水の右手は冷たく感じます。両手の温度は同じはずですが、手がおかれた直前の環境条件でこのようにかわるのです。

　床、壁に現実の世界のように描かれた絵を展示しているトリック館があります。このトリック館に入りますと、事実とは異なりますが、そうであるかのように思える絵がたくさん展示されています。これは心理学の教科書に出てくるような錯覚です。2本の同じ長さの線があって、その片方の線の上端と下端に山型の線を描き、他方の線の上下端に谷型の線を描き、山形と谷型のどちらの線が長いかというクイズをやったことはありませんか。これは谷型の方が長く見えるのです。**図12-5**の左側は目を大きく開け、怒ったような顔です。この絵を180°回転させるとなんと笑顔になるという絵です。

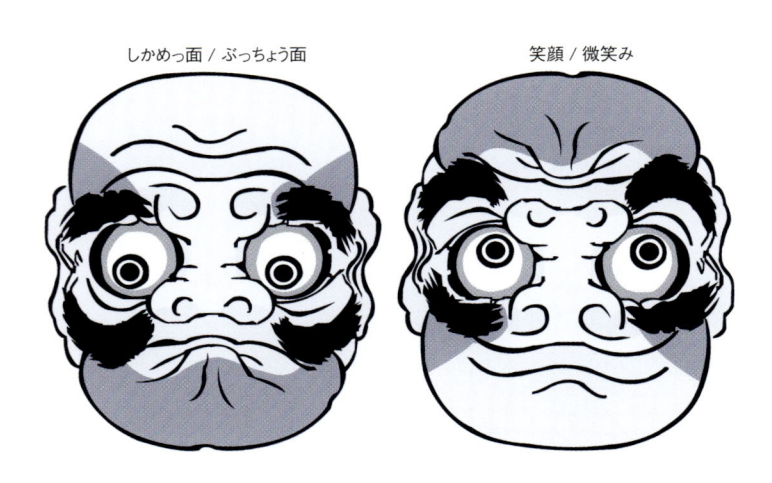

図12-5　顔を180°回転すると別の顔に

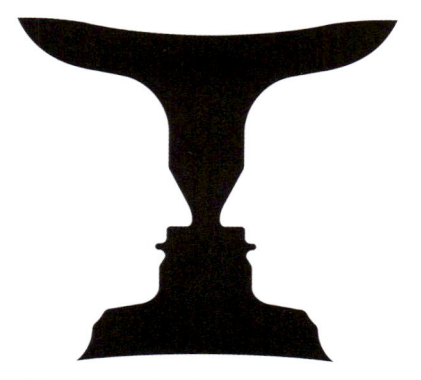

図12-6 器の中に人間の顔が

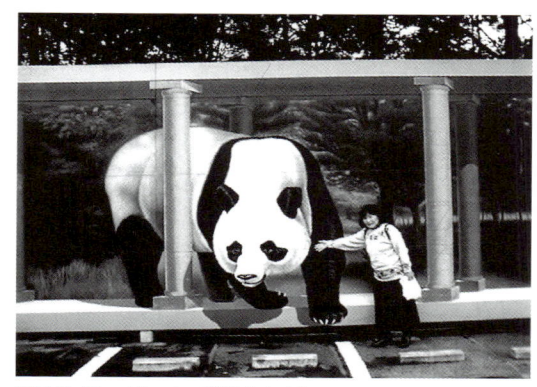

図12-7 ジャンボだまし絵

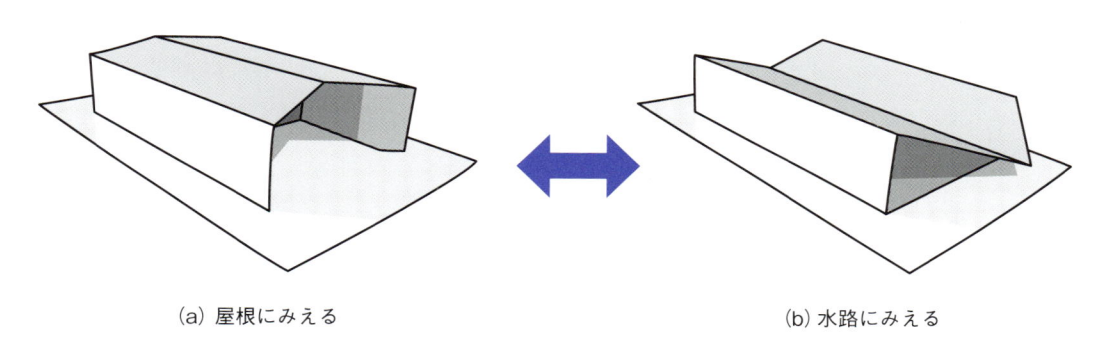

(a) 屋根にみえる　　　　　　　　　　　　　　　(b) 水路にみえる

図12-8 見る位置で姿が変わる厚紙の家

　また、**図12-6**は器の中に2人の人間の顔が向かい合って見える絵です。また、**図12-7**は、トリック館の駐車場の壁に描かれた大きなパンダであって、本物のパンダが飛び出すような雰囲気です。

　図12-8(a)と**図12-8**(b)を見比べてください。厚紙で作った1軒の家なのですが、見る位置を変えただけで、**図12-8**(a)は屋根が上になっているように見え、**図12-8**(b)はへこんだ谷のような水路に見えます。どうみても1軒の家とは見えないのです。見る位置によってこのように見え方が異なるということは、間違いやミスあるいは事故をおかす可能性があるということを示唆しています。

　人間の五感で得る情報は、このように物を見る方向によって見え方が異なるため、事故を起こす可能性があるのです。人間が外界（メディア）から受け取る情報量は、視覚が83%、聴覚が11%で、嗅覚3.5%、味覚1.5%、触覚1%だといわれています。そのため、視覚による物の見方、見え方の違いで間違いや事故を起こす可能性が高いことは理解できます。

　ここまで錯覚を起こす絵、だまし絵を見てきました。錯覚を起こす絵は、誰が見ても同じようにごまかされて見えますので、人間がおかす過ちは避けられないような気がします。このように人の目はごまかされ、その絵を信じてしまうと間違いや事故につながります。車を運転している

と、ごくまれにですが風で飛ばされた白いビニール袋が道を横切ることがあります。うっかりすると犬か猫が横断しているのかと勘違いし、急ブレーキをかけてしまいそうなことはよくあります。こうした勘違いや見間違いがあるので事故や傷害は絶えないのです。目の錯覚には十分注意し安全に気をつけましょう。

❸ 人間−機械系（マン・マシン・システム）

これまでに人間は錯覚によってヒューマンエラーを起こす可能性が高いことをみてきました。機械は人間が創ったもので、その機械は人間が操らない限り決して動くことはありません。人間と機械が一体となってはじめて、その機械の機能は発揮できます。このように考えると、機械は人間と一体となって機能しますので、これを人間−機械系（マン・マシン・システム）といいます。

医療分野でも技術の進歩で、今では手術室や検査室では高度な医療機器がたくさん使われています。それらを操作するのは人間ですから、飛行機、列車、自動車、機械装置などと同じように人間−機械系として、安全を最優先させて考える必要があります。医療分野では通常、患者一人に対して医師、臨床工学士、看護師などが協力しあって手術あるいは治療に当たります。一方の飛行機の場合を考えると、最大で500人あまりの人を運ぶことが可能ですので、墜落すれば大惨事になり、その損害も莫大です。そのため、航空分野では昔から安全性や安全装置の研究は多く行われています。この分野では、リスク面から事故確率と損失の問題として常に大きくとりあげ議論されています。医療分野でもリスクという言葉が使われ、患者の安全性の議論が盛んになされていますので、以下にそのリスクについて考えてみます。

リスクとは何か

人間の行動、状態、トラブルなどの状況によって命や金銭、倫理観、信念、健康などの損失が生じる、あるいは生命や物に損害を与えるようなことを「リスクがある」といいます。「リスク（risk）」を簡単にいいますと「ある行動に伴って危険、損失、損害を受ける可能性」のことです。まだ、起こってもいない損失や損害を議論するので、それが起こる可能性を考える必要があります。そのために、事柄の起きる確からしさを数量的に表わした確率がリスクと関係してきます。

このリスクを別の面からみると、ある出来事の起こる確率とその出来事の性質、度合いに対する見込みを組み合わせたものと考えられます。いまリスクをR、損失・損害が起こる確率をP（事故や故障の発生確率）とし、起こった損失・損害をD（発生した出来事の性質、度合い）としましょう。そうすると、リスクRは、確率Pと損失Dの積（P×D）で評価できるというものです。そのため、リスクRを小さくするためには、事故発生確率Pと発生した損失・損害Dの両方を同時に、あるいはPかDのどちらか一方をできる限り小さく、できればゼロに限りなく近づけるように努力するとリスクは小さくなります。

リスクRが小さいということは、「事故や故障が起こる可能性が少ない（事故発生確率が低く損害が小さい）」ということです。一方、リスクが高いということは、事故や故障が起こる確率

がいくら低くても、その事故や故障が起こった結果が重大である場合です。事故の損失が極めて大きくとも起こる確率がゼロ（事故は絶対に起こらない）であるなら、リスクはゼロです。東海道新幹線は開通以来無事故です。つまり、現在までのところリスクはゼロで、安心して乗れる乗り物といえます。

リスクを小さくするには「フールプルーフ」あるいは「フェイルセーフ」による方法がありますので紹介します。この考え方は、故障の発生確率Pを小さくするには、機械やシステムの信頼性を高めるハード（医療機器、機械装置など）的な手法です。つまり、機械は故障しにくく、故障したとしても事故にならず安全であるような機械を創造することです。

フールプルーフとは何か

リスクを減らす「フールプルーフ（fool proof）」について説明します。フールプルーフとは人間が誤った行動をしても事故が起きない、つまり事故発生確率（P）を小さくするような技術です。身近には例えれば「人が座わらないと動かない洗浄便座ノズル」があります。これは、利用者が便座に座らないうちに洗浄便座のスイッチを間違って押したとしてもノズルから温水は出ないようなしくみです。殿部を洗浄するためには、排便後も便座に座わっています。便座が体重を感じとり座っていることがわかっているので、洗浄ボタンを押すと温水が飛び出すようになっています。ところが、ノズルがつまり掃除しようと思ったとき、座っていないとノズルは出てこないので掃除はできません。そのような場合、便座に座らなくても別に設けられた掃除用の特別なスイッチを押すとノズルは出てきます。このように間違った操作（座らずにスイッチを押す）をしても安全が損なわれないようなしくみ（ノズルも温水もでない）がフールプルーフです。

一般的なユーザーは使い方をよく知らなくても家電製品を扱えます。熟知していたとしても集中力が低下すれば操作を誤ってしまうことがあります。そういった場合でも安全が確保できるよう事前に対策を講じておくしくみがフールプルーフの考え方です。すなわち、フールプルーフとは製品、機械、システムの設計において、ユーザーが誤った操作をしないように部品を配慮し、万が一誤った操作をしたとしても故障や事故が起こらず危険な状況にならないように設計する考え方です。

以下にフールプルーフの考え方を導入した製品の例を示します。

◦ デジタルカメラなどの電池ボックスは正しい向きにしか電池は入らない。
◦ 電気ポットはロックを解除してからでないとお湯が出ない。
◦ 電子レンジはドアが開いた状態では加熱できない。
◦ 洗濯機はフタを閉めないかぎりドラムは回転しない。
◦ 脱水機はふたを開けると自動的に止まる。
◦ 自動車のシフトレバーはブレーキを踏まないとパーキング位置から動かせない。
◦ 自動車のエンジンはギアがドライブ位置に入った状態ではかからない。

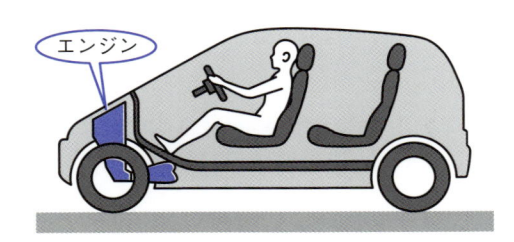
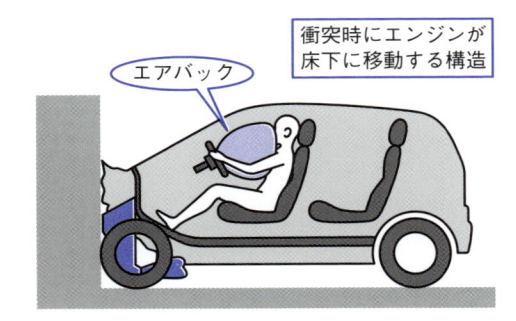

（a）衝突前 　　　　　　　　　　　　　　（b）衝突後

図12-9　自動車のフールプルーフ

- 自動車のエンジンはシートベルトを装着していないとかからない（一部）。
- 自動車のシートベルトをつけずに走行すると警報ベルが鳴る。
- 自動車のドアは発進すると自動的にロックがかかる。
- 自動車が衝突するとハンドルが前に動いて衝撃を吸収する。
- 自動車が衝突するとエンジンは下方に移動し運転者の身体を守る〔**図12-9(a)**〕。
- 自動車が衝突するとハンドルやドアからエアバックが飛び出し運転者の身体を守る〔**図12-9(b)**〕。

　これらの具体例をみると、私たちの足となっている自動車分野での事故防止はかなり進んでいることがわかります。

フェイルセーフとは何か

　「フェイルセーフ（fail safe）」とは、製品、機械、各種システムにおいて故障や誤操作によるトラブルが発生することをあらかじめ想定し、起こった際には致命的な事故や損害（D）につながらないよう設計する考え方です。これは、「装置やシステムは必ず故障する」「ユーザは誤操作をするものだ」ということを大前提にしています。

　フェールセーフの事例としては以下のようなものがあります。

- 鉄道の踏切は停電しても人や車が進入できないよう遮断機は自重で下がる。
- 原子力発電所は停電したら制御棒の働きで炉心は安全に停止する。
- 自動車はエンジンが故障したらエンジンの回転は停止し車は止まる。
- 列車の自動停止装置（ATS）。
- ヘアドライヤーは一定温度以上に達すると温度ヒューズが溶断し停止する。
- 石油ストーブは転倒すると自動的に消火する。
- 炊飯器は空焚を起こさないようになっている。
- 電子レンジはドアを開けるとスイッチはオフになる。

　以上述べたように、フェイルセーフは、間違っても事故にならないように工夫された安全なシステム（電化製品、機械装置、乗り物、工場など）です。また、フェイルセーフはリスクを減らす工夫でもあります。リスクとは前述したように事故や故障の発生確率と起こった損失・損害の掛け算です。つまり、リスクを小さくするには事故発生の確率を小さくし、起こった損失をできる限り少なくすればよいのです。よく「リスクを小さくする」といいますが、これは怪我や事故が起こらないように努力することと（事故発生確率を小さくする）、運悪く怪我や事故が起こったとしてもその損害を最小限にとどめるように努力することです。

　飛行機は安全です。これはリスクが小さいからだともいえます。というのは、飛行機は落ちるとほぼ全員死亡ということですから、その損害は膨大でリスクは大きいと思われがちです。しかし、この大きな損害を被らないように、つまり飛行機が落ちる確率をゼロにすれば、飛行機の墜落リスクはゼロになります。悪天候やパイロットのヒューマンエラーなどにより、極めてまれですが墜落のニュースが飛びこんできます。飛行機が落ちるリスクは、完全にゼロではありませんが、限りなくゼロに近いくらい小さなものなのです。したがって、リスクの大小ということからすれば飛行機のリスクは非常に小さいので安全であるといえるのです。

　フェイルセーフは間違ったことをやったが大きな事故にならないような工夫（安全なシステム）でした。そして、この考え方はフールプルーフとともに、リスク（$R = D \times P$）を減らす役割があります。

　最後にフールプルーフとフェイルセーフの原則をまとめると以下のようです。

【フールプルーフ】

① 操作の意志があるときのみ操作できる。

② 一定の手続きをふまないと作動しない。

③ ある条件下で作動しない。

④ 危険な状態から隔離・強制排除する。

⑤ 危険な操作をすると停止する。

⑥ 危険状態が定時間続くと自動停止する。

【フェイルセーフ】

① 全機能がなんとか運転し続ける（フォールト・トレラント）。

② 全機能がただちに停止する（フェイル・ストップ）。

③ 末端機能が停止し、それ以上事故が拡大せずに主機能が運転し続ける（フェイル・ソフト）。

④ 主機能の運転が停止し、末端は機能してそれ以上事故が拡大しない（フェイル・ブランチ）。

　以上は、乗り物、機械装置、家電製品などハードウエアにかかわる安全な工夫を述べました。

　次章では、看護師という人間側がおかすミスや過ちの安全・不安全について考えます。

第13章
看護の事故防止対策について

　前章まで、看護の安全についてどちらかというと人と物とのかかわり、人が物を扱う場合の物側での安全対策、リスク減少のためのフールプルーフとフェイルセーフについて説明しました。本章では看護する側の安全、つまり看護師側の安全について、その予防策として産業分野で広く用いられているQCサークル、5 S、KYTについて簡単に述べます。

看護師にとってのリスクとは

　図13- 1は、看護師の腰痛を予防するために、努力すべき人間側（ソフトウエア）でいろいろな予防ができる可能性とその方法を示しています。また、物側（ハードウエア）からみて腰痛予防の助けとなる事項を**図13- 2**に示しました。2つの図のようなことを実行することによって、腰痛を起こすリスクを減らすことができます。

　ここで、腰痛をおかすリスクというのは、これまでのリスクの説明でわかるように、腰痛を発症する確率を小さくすることと、仮に腰痛を発症したとしてもそれは軽度なものであれば腰痛発症リスクは小さいといえます。腰痛を起こす確率を小さくするためには、物理や力学原理を理解し、これまでに述べてきたボディメカニクスの原理を臨床で活用するとよいのです。

　図13- 3は、担架を持ち上げる姿勢を示します。**図13- 3**(a)は前傾姿勢で持ち上げ、**図13- 3**(b)はできる限り身体重心を担架に近づけ、脊柱が垂直になるようにして持ち上げる姿勢を示します。

　図13- 3(a)の姿勢における脊柱の一部を模式的に拡大して示すと**図13- 4**(a)となります。椎骨は図のように変形しませんが椎間板は身体前方が圧迫され縮み、後方は上下に膨らんだ形になります。このようになると椎間板の力学的変形により脊柱障害は起こる可能性が高まります。ところが、**図13- 4**(b)のように脊柱が垂直に維持された場合の椎間板は平等な圧力を受けます。これは偏りのある不自然な圧力ではありませんので、脊柱障害を被る可能性は小さくなります。

　このような力学的な原理を心にとめ、そうならないように気をつけることによって腰痛予防ができます。ボディメカニクスは知っているが、ちょっとした油断でその活用を怠り腰痛になったという人が多いようです。このように考えると、物事の正しい原理を知り、それを実行すればそのリスクは減るのです。

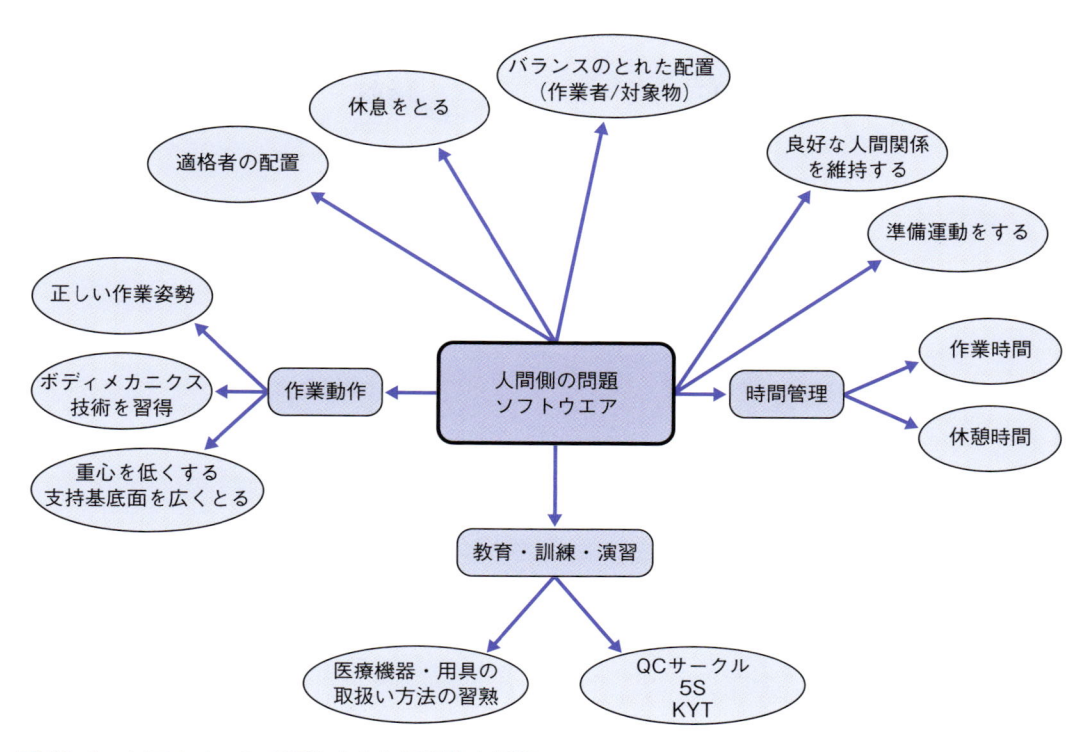

図13-1 ソフトウエアの面からみた腰痛防止対策

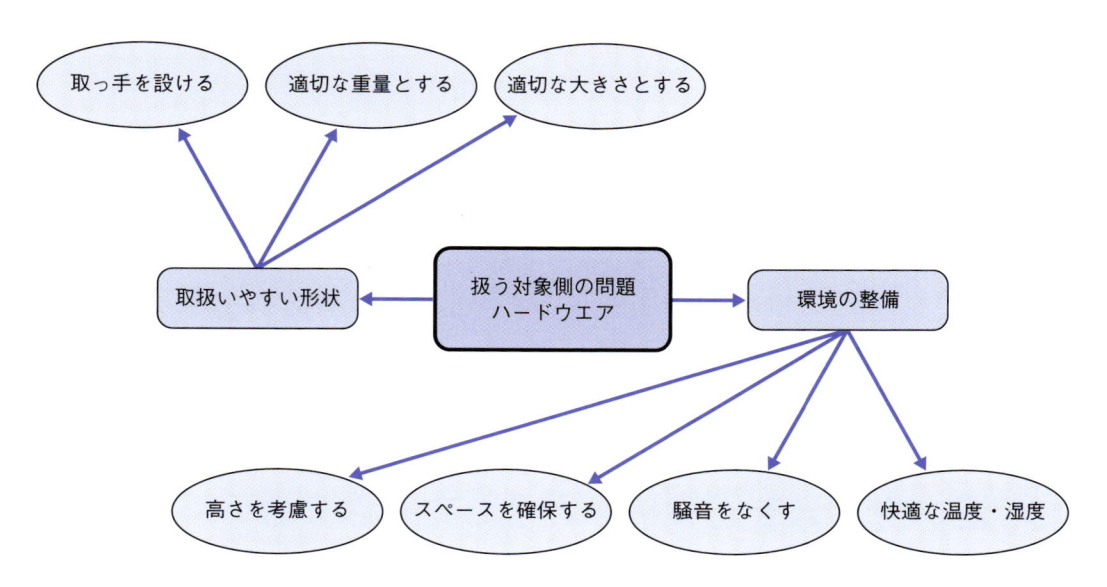

図13-2 ハードウエアの面からみた腰痛防止対策

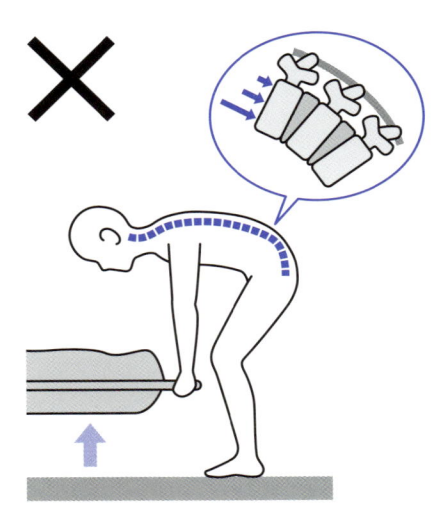
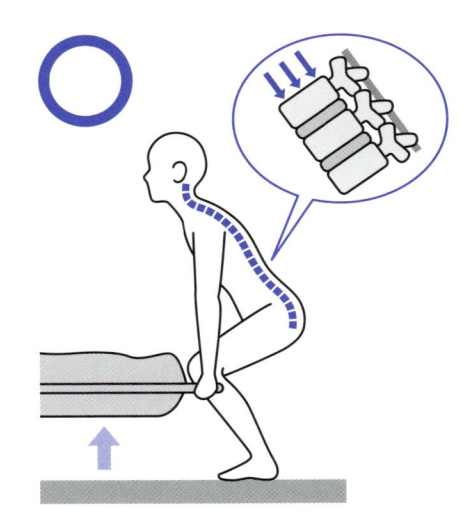

（a）椎間板が均等に圧縮されない
ので腰痛の原因となる

（b）椎間板が均等に圧縮される
正しい姿勢

図13- 3 担架持ち上げ時の正しい姿勢

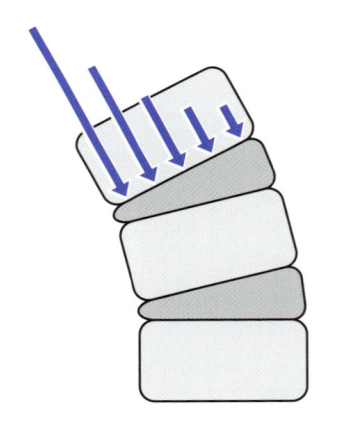
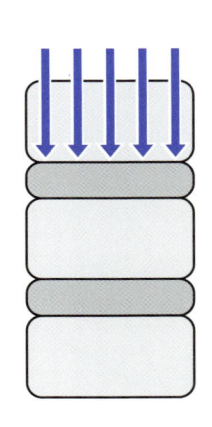

（a）傾斜したときの脊柱

（b）正しい姿勢時の脊柱

図13- 4 姿勢により変わる椎間板圧力分布

間違いやミスを防ぐにはどうしたらよいか

　事故は繰り返し起こり、それを防ぐための努力は常になされています。しかし、相変わらず事故は起こっています。その事故を少しでも減らす工夫を以下で考えてみます。

①カラーコーディングで事故防止

　テレビあるいはコンピュータには映像信号や音声の入出力接続用端子があり、それらは黄色、

白色、赤色と色分けされています。これはDVDプレーヤーあるいはビデオデッキから映像信号と音声信号を受け入れる端子です。もちろんDVDプレーヤーやビデオデッキからつなぐためのコード端にも同じ色がつけられています。この色を合わせてコードを接続すると間違いなく映像と音声が伝わります。このように色で間違いを防ぐ方法はカラーコーディング（color cording）による方法といいます。医療機器（ME機器）においても電線やチューブあるいはスイッチ、ダイヤルに色をつけ間違って接続したり操作できないようになっています。注射器、三方活栓、薬の瓶や箱、検査室看板の色と廊下の誘導目印の色を一致させて患者が間違いなく検査室へ行けるように工夫された病院も見受けられます。

②コンパティビリティで事故防止

右手利きの人が音響装置のダイヤルを回す場合、右に回せば音が大きくなる、水道栓なら右に回せば閉まるというのが人間の自然な動作で、実際にもこのように行っています。家電製品のつまみ，スイッチ類の一般操作では、上、右回り、向こう側、時計回しにすると「高くする、強める」感覚です。その反対に、下、左回り、手前側、反時計回しで「低くする、弱める」感覚です。このように、機器や装置を操作する場合、対象物の出力効果が人間にとって自然に現れるように設計されていることをコンパティビリティ（compatibility）といいます。この言葉には「矛盾がない」とか「適合性」という意味があります。

③マッピングで事故防止

複数の患者が入院している病室入り口の名札と病室内のベッド配置が一致していれば、初めて訪れた見舞い客は迷うことなく会いたい入院患者のところへ行けます。また、ナースコールと入院患者のベッド配置を一致させれば,当直看護師は迷わず患者のもとへ急いで駆けつけられます。さらに病院内に設置されている案内表示図と病棟、診察室、検査室などの配置を一致させるように配慮すれば、そこを訪問する患者の迷いはなくなるでしょう。このような対応付けをすることを「マッピング（mapping）」といいます。これは地図作成あるいは写像という意味があります。

④標準化すれば事故は減る

いま皆さんがよく使っているDVDレコーダーの記録媒体には、DVD-R、DVD-R/W、DVD-RAMなどとその区別がわかりにくいものがあります。このように各種の記録媒体があると使用者にとって使いづらいので標準化してほしいと願います。シリンジポンプのようなME機器においても、メーカーが異なると同じ目的の機能をもつものでも操作ボタンやスイッチの配置、位置、色などが異なっています。病院勤務が変わるあるいは病棟が変わる場合、そこで別のメーカーあるいは機種を使っているとするなら、取り扱いに慣れるまで時間がかかります。同時にこれまで覚えていた操作感覚と異なるので、操作を間違えるかもしれません。このような意味で、機器の重要なところだけでも標準化することによって事故は防げます。

ヒューマンエラーを減らすいくつかの方法

システムというのは「複数の要素が体系的に組み合わされ、相互に影響しながら、全体として

一定の機能を発揮するひとまとまりのしくみのことである」と定義されています。そのシステムの具体例には、大きいものでは原子力発電所や工場、航空機・新幹線・自動車などの乗り物、小さいものではコンピュータや医療機器などがあります。病院や学校もシステムと考えてよいでしょう。これらシステムを運用・運転するのは人間です。その人が誤った判断、間違った動作をすれば大事故になります。この事故を引き起こすもととなるのはヒューマンエラーです。ヒューマンエラーの発生確率をゼロにすれば事故はなくなりますが、それは不可能です。しかし、限りなくゼロに近づけることは可能です。そのために以下のようにいろいろとヒューマンエラーを減らす工夫はなされています。

①バックアップ・システムを考える ⇒ 冗長性
②心理学を応用する ⇒ 錯覚をなくす
③人事管理をする ⇒ 適任者の選別、職場交替
④労働衛生に配慮する ⇒ ストレス解消
⑤教育、訓練 ⇒ やる気を起こさせる教育・訓練。QCサークル、5S、KYTの実行

　上記①〜⑤の内容についてさらに詳しく考えてみましょう。

①バックアップ・システムを考える

　これは冗長性をもたせるということです。例えば、病院内に落雷が落ち主電源が切れて停電になったとしましょう。手術中であれば大変なことになります。このような場合、病院内には主電源が切れてもただちにバッテリや自家発電に切り換えるようなしくみが整っています。このように主電源設備と並列にバッテリや自家発電設備を備えてあることを「冗長性をもたせてある」といいます。

　別な例ですが、4発のジェットエンジンをもつ航空機の1つのエンジンが故障で作動しなくなった場合でも、残る3つのエンジンで無事に着陸できるというのも一種の冗長性をもたせてあるからといえます。パソコンで文章作成中に停電すると、保存をしていなければそれまでに書いた文章はすべて失われます。そうならないように「バックアップ」をとります。この場合、こまめにバックアップをとっておけば、停電しても救われます。この場合のバックアップとは作成中の文章をコピーすることです。医療現場では患者の電子カルテが失われないよう診察情報は必ずバックアップされています。

②心理学を応用する

　これは錯覚をなくすことです。ME機器で同じようなスイッチが並んでいると錯覚を起こして間違って別のスイッチを押してしまう可能性があります。それを避けるために、形、大きさ、色などを変えて操作する人が間違いをおかさないようにすることです。

③人事管理をする

　これは適任者を選別し、職場を交替する方法です。人間はそれぞれ違った性格、特徴をもっていますので、職場は適材適所な配置が必要です。ME機器をよく使用する部署へは機器に強い理

系のセンスのもった看護師を配置すれば作業はうまくいくでしょう。そうすれば本人にとっても楽しい職場となり、間違いは少ないかもしれません。

④労働衛生に配慮する

これは職場環境をよくし、そこで働く人々がストレスを感じないようにすることです。夜勤を連続して行うとか、厳しい作業が続くような職場に長年勤務すればストレスは増します。健康的で楽しい職場にするよう努力することが肝心です。

⑤教育、訓練を実施する

これは再教育あるいは新しい設備や最新機器に関する実習・演習・訓練を行い、実務を理解してもらい、やる気を起こさせることです。また、近年、導入されつつある製造業で盛んに行われ成果をあげている「QCサークル」「5S」「KYT」の実施です。これらの教育・訓練は、今では看護分野でも広がりつつありますので、次項で簡単に紹介します。

看 護のリスクをゼロに近づけるための訓練

事故は、物を取り扱ったために起きる対物事故、物を扱いその物が人に危害を与える対人事故、人を扱ったために起きる対人事故などがあります。看護の場合ですと物を扱いその物が患者に危害を与える事故、患者を介助しその人に誤って危害がおよぶ事故、重い患者の介助で看護師が腰痛を発症するなどといった自分自身に降りかかる事故の場合もあります。いつ、どこで、どのように起こるかも知れない事故や災害に対し、予防が少しでもできることを願い地道な工夫が各所でなされています。ここではその工夫のいくつかを紹介します。

❶ QCサークルについて

「QC」とは品質管理（quality control）の略です。「職場内で自発的に集まった小人数の集団が、製品・サービスの品質管理や改善、不良品の低減、安全対策などに取り組むこと。この活動により、グループ全体の能力・自主性の向上、人材育成、職場活性化などの相乗効果が期待できる」というのが産業界でいうQCサークルです。この文章のQCサークルは産業界用ですので看護向きではありません。しかし、看護では患者を手厚く看護するという意味と安全な環境で安全にケアするということから実施対象は異なりますが、QCサークルの考え方は看護にも通じます。

上文のQCサークルを「職場内で自発的に集まった小人数の集団が、患者へのサービス管理や改善、看護の問題点、安全対策などに取り組むこと。この活動によりグループ全体の能力・自主性の向上、人材育成、職場活性化などの相乗効果が期待できる」というように読み替えると、このQCサークル活動は看護にとって有意義な活動となります。現場の看護師小集団が患者への安全ケア、サービス、能率、治療環境改善などのためのアイデアを出し合い議論するとよいでしょう。このとき、第2章で述べたKJ法と組み合わせると効率のよい議論ができ、まとめも容易にできます。

❷ 5Sとは何か

　産業現場では、安全に通じる「5S運動」という運動が行われています。それは、整理（seiri）、整頓（seiton）、清掃（seisou）、清潔（seiketu）、躾（shituke）という頭文字にSがつく5つ言葉を実行することです。これら5Sを実行したための効果として、仕事の順序や方法を定める「段取りの時間」を短縮できる、「機械の故障」は減少する、「経費」は節減できる、「稼働率」は向上する、「運搬時間」は減少する、「資材払い出し時間」は短縮したといわれています。私たちの仕事あるいは勉強部屋を考えると、確かに上述の5Sが実行できていれば、部屋、机上、本棚などがきれいに整理・整頓できているのでどこに何があるかがすぐにわかります。したがって、仕事の能率は上がり、次にやるべき仕事もすぐに実行に移せます。ナースステーションでも病室でも同様かと思いますので、5Sは産業用と思わずに看護でも実行に移すとよいのではないでしょうか。そうすれば、ヒヤリ・ハットを経験する回数が減り、事故防止にもつながります。

　鉄道の身近な事故防止としては「指差喚呼、指差呼称、指差唱呼」が現場で必ず行われています。これは駅のホームで駅員がよく大声で「右よし！」「左よし！」とか、電車の運転手が「出発、進行！」、「本線出発、注意！」ということを指差しながら大声で唱えている光景をみることがあります。これを実行することは、声を出しますので安全確認がより確かなものになり事故予防になるといわれています。これは、英語でも国語でも声を出して読むとよく覚えるということに通じるものがあります。

❸ KYTについて

　KYT（危険予知訓練）とは、危険（kiken）、予知（yochi）、トレーニング（training）の頭文字をとった用語です。このKYTも工事や製造の分野で使われている言葉です。作業に従事する作業者が、事故や災害を未然に防ぐことを目的に、その作業に潜む危険を予想し、指摘しあう訓練です。「人間はミスをおかす特性がある」、これがKYTの大前提です。人間には「不注意（うっかり、ぼんやり）」「錯誤（思い込み）」「省略行為（慣れ、横着）」「焦り（先を急ぐ、パニック）」などの特性がありますので、ミスをしない人間はいません。KYTを行うことで次のような効果が期待できます。人の不安全行動や不安全な環境に対して「危険への感受性を高める」「危険に対する集中力を高める」「問題解決力・意欲を高める」「チームワークを強化できる」「安全意識の高い職場にする」などです。

　大まかなKYTの進め方は以下のとおりです。

　看護支援・介助にはシーツ交換、食事介助、トイレ排泄介助などさまざまな場面があります。イラストあるいは写真でその場面の1つを用意します。参加した小グループ全員で提示された介助場面のイラスト（写真）を観て、「どのような危険が潜んでいるか（現状把握）」「これが危険のポイントだ（本質探求）」「あなたならどうする（対策樹立）」「私たちはこうする（目標設定）」と第4ラウンドまで議論をすすめます。スムースに進行するよう、あらかじめリーダー、書記など役割分担を決めておきます。第4ラウンドの目標設定まできたら全員で「チーム行動目標」を指差唱

和で確認します。

　KYTを通して、まだ経験したことのない危険察知能力の訓練を行い、それに対処する方法を学びます。こうして、ミスや事故を未然に防止するために「異常に気がつく」「発見する」、「変？と感じる」といった感性（外界からの刺激を印象として直観的に感じ取る能力）を磨くことができます。このような訓練を実施することによって、目の前に重大な危険や兆候が存在していても気づかず「見逃す」ということは少なくなるでしょう。ここで「見逃す」ことは絶対ないといえないところにヒューマンエラーは潜んでいるのです。

看 護安全のまとめ

　看護業務におけるエラーには、情報伝達の混乱、検査呼び出し、注射、採血など、種々の業務で患者を間違えることがあります。また、業務の変更・中止情報によって混乱が生じることもあります。変更・中止が多い注射では、とくに重要なエラーが発生する要因となっています。情報伝達の混乱は業務領域を越えて極めて重要なエラー発生要因です。病態を把握しないで行うことやチーム間の情報共有の不足も要因となっています。多くの事例でエラー発生を助長する「共通要因」がありますが、それらは「急変・緊急時のアラーム対応」「速くしなければという焦り」「予想外の出来事で変更・中止する」「業務途中の中断で注意力が途絶える」「業務の同時発生で注意配分が低下する」「似た物や患者が同時に同箇所に存在する」などです。

　誰でもいつでもどこでも行えるいちばん簡単な事故予防方法は、次のミス・エラーを防ぐ有力なABC法則！　ではないでしょうか。

A：あたりまえのことを
B：ぼんやりせずに
C：ちゃんとやれ！

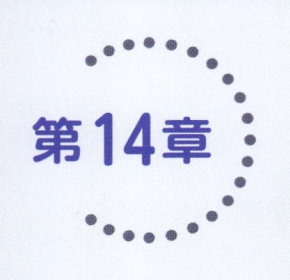

第14章 医療用電子機器とフィードバック制御

コンピュータ技術が発達したおかげで、今では電子マネーが現金同様に使えるようになりました。お金を持たなくても電車に乗ることができ、食事することができ、本やジュース、衣類などなんでも買える世の中になりました。家の中に入ると、青だの赤だの発光ダイオード（LED）の光があちらこちらに輝いています。それらは、テレビ、時計、あるいはオーディオ装置などの電源で、いつでも使用可能状態を示す明かりです。こうして、私たちの身の回りの生活はすっかり昔と変わり便利になりました。

命にかかわる医療分野においても、コンピュータとそれを動かすソフトウエア（プログラム）技術の進歩で手術や検査が正確で手早くやりやすい処置ができるようになりました。筆者も胆嚢除去出術を行ったときには、お腹に小さな穴を数か所あけ、穴からは腹腔鏡（内視鏡の一種）や器具を挿入し、テレビモニターで確認しながら胆嚢を摘出しました。また、狭心症で冠状動脈にステントを入れる手術も行いました。いずれも体内の臓器にかかわる手術ですので大がかりになるのかと思っていました。しかし、胆嚢手術は内視鏡で、ステントは手首からカテーテルを挿入しましたので、外傷はほとんどなく両手術とも成功し、いまでは健常者と全く同様な生活を送っています。こうして、元気に回復できたのは医師、看護師、それに医療用電子機器（medical electronics equipment、以下略してME機器という）のおかげかと感謝しています。そのME機器について、本章では説明します。

電気と機械と情報技術が合体して医療電子機器となる

工学分野で純粋な工学というと、電気工学、機械工学、建築工学などが昔から存在しています。電気工学は、電子工学、情報工学、制御工学、音響工学などと技術の進歩とともに枝分かれしました。大型モータや発電機、電柱に固定されている柱上トランスなどいわゆる強電といわれる電気を扱う分野と、トランジスタやLEDに代表される半導体、急速に発達したコンピュータ技術などの弱電分野に枝が分かれてきました。

さらに、それらを使って音声（携帯電話）、音楽（ヘッドフォンステレオ、タブレット）、映像（テ

レビ、映画）などを送受信する有線・無線の電話、音響機器、テレビ、映画などの情報分野も急速に発達してきました。それと同時に画像技術は医療の分野でも発達し、体内の臓器や骨格などを鮮明に映し出すCT画像（コンピュータ断層撮影）、MRI画像（磁気共鳴画像法）、超音波診断装置、医用テレビ装置、各種モニタ装置など大型、小型、軽量、高精度なさまざまなME機器が大活躍する世の中になりました。

　これらの医療機器をよく調べると、電子工学、情報工学、制御工学、精密機械工学などの分野がかかわり、それらの技術が1つの機器の中に収められていることがわかります。詳細を述べることはできませんが、センサ技術で体内臓器の異変をキャッチし、その情報をコンピュータが画像処理し医療関係者が役立つよう液晶画面に表示します。画像表示するまでには、半導体センサで撮影した映像や測定した温度など微弱電気信号を増幅し、処理します。これらは電子工学、情報工学にかかわる分野です。

　画面に表示された結果に基づき、例えば長時間かけて注射をするシリンジポンプ（**図14-1**）を使うとするなら、その装置には精密な送りネジ・ナットと小型モータが使われ、ナットをゆっくり正確に動かしています。注射器の押し子は、この動くナットに押されてゆっくり正確に移動します。ネジ・ナットなどの動く機械部分は精密機械工学の分野です。何ミリリットル薬液を体内に注入するというような薬液量の目標値を決めてあるとすれば、その量のコントロール部分は電子工学や制御工学の範ちゅうに入ります。装置にはコンピュータが使われていますので、プログラミング技術（ソフトウエア）も必要です。こうして、いくつもの工学技術が融合し、はじめて目的とするME機器ができ上がっています。

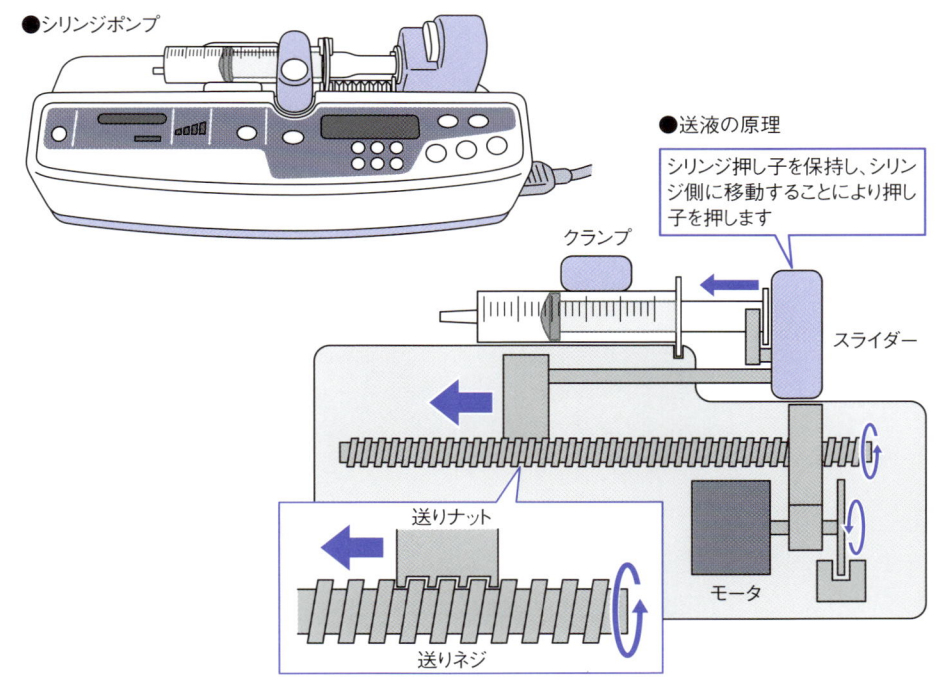

図14-1　シリンジポンプの送液原理

ME機器とはいったいなんなのか

　私たちはふつう、許可なしに簡単には病院の手術室へ入ることはできませんが、運悪く交通事故などで怪我をしたり、狭心症や心筋梗塞、あるいは脳溢血などを起こして救急搬送され手術することになったりするとお世話になります。そのような場合、運ばれた手術室には**図14-2**のように執刀医、看護師、麻酔科医、臨床工学士など多くの医療関係者がいて、ME機器を治療のために使っています。もし、ME機器がなかったなら、執刀医は目視で手術を行わなければなりません。今では、内視鏡のように身体のほんの一部を切開しただけで、身体内部の臓器の様子がわかりますので身体の侵襲が少なく手術を行うことができます。

　さて、**図14-3**は患者の身体異常を観察するために視診・触診で行う場合とME機器を使用して行う場合を示します。人間の能力には限界がありますので、図の下ルートのようにME機器の力を借りて患者の精密、正確な医療情報を入手します。**図14-4**に示すように患者に処置をしたりME機器で検査したりして得られた情報は、医師や看護師にフィードバックされます。このようにME機器は治療のために医師・看護師と患者との間で使われ、ME機器で得られた医療情報は医師・看護師にフィードバックされます。

　こうして患者の容体をみる、その医療情報を医師・看護師にフィードバックし、さらに回復へ向けて処置（フィード）をします。情報は図の矢印方向に流れます。その情報をフィードし、バックさせる、いわゆるフィードバック制御が成り立っていることがあります。この考え方はロボット、自動化機器、物の生産工場などで活躍しているフィードバック制御と同じ考え方なのです。

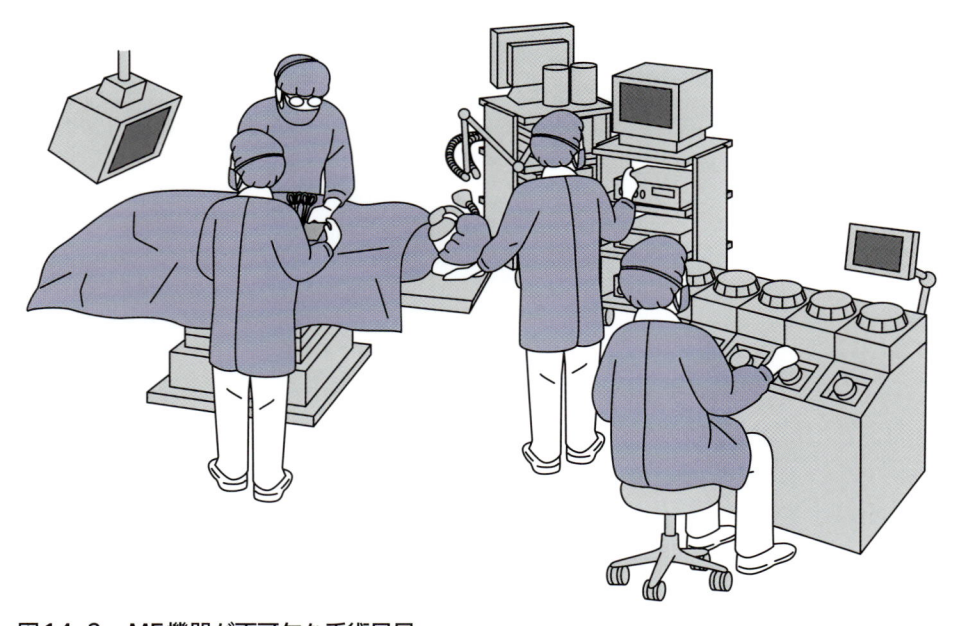

図14-2　ME機器が不可欠な手術風景

　身体の検査、バイタルサインの測定のみに使用するME機器であれば、情報処理が主になって機能しますので動くものはありません。注射を打つシリンジポンプ、血液を循環させるポンプのように動くものがそこにある場合、センサ技術やコントロール技術がME機器に要求されます。ＭＥ機器は用途によって異なりますが、一般に次ページのME機器の分類と用途のように分けられます。

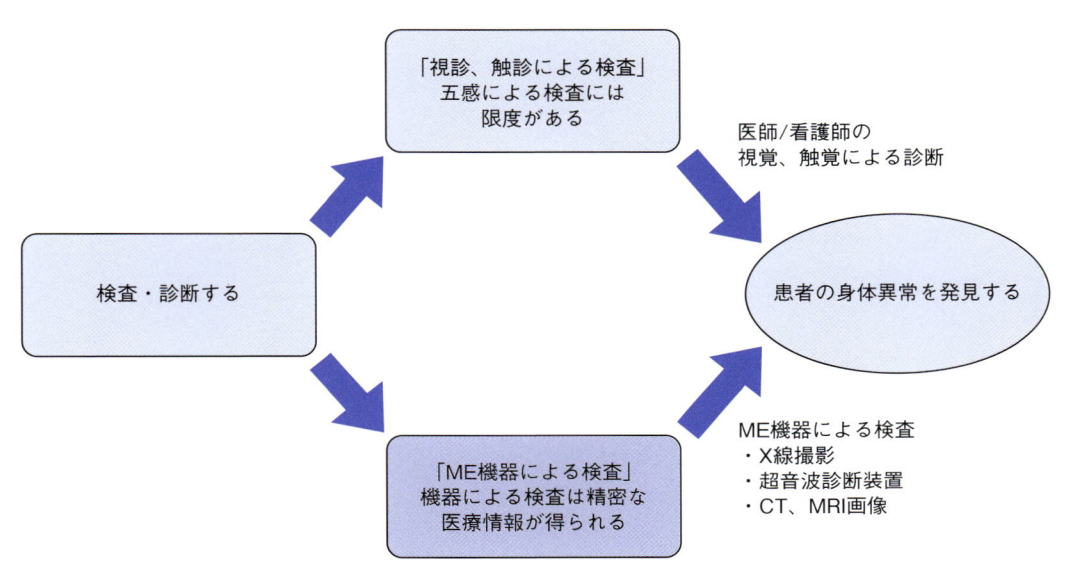

図14- 3　ME機器の役割

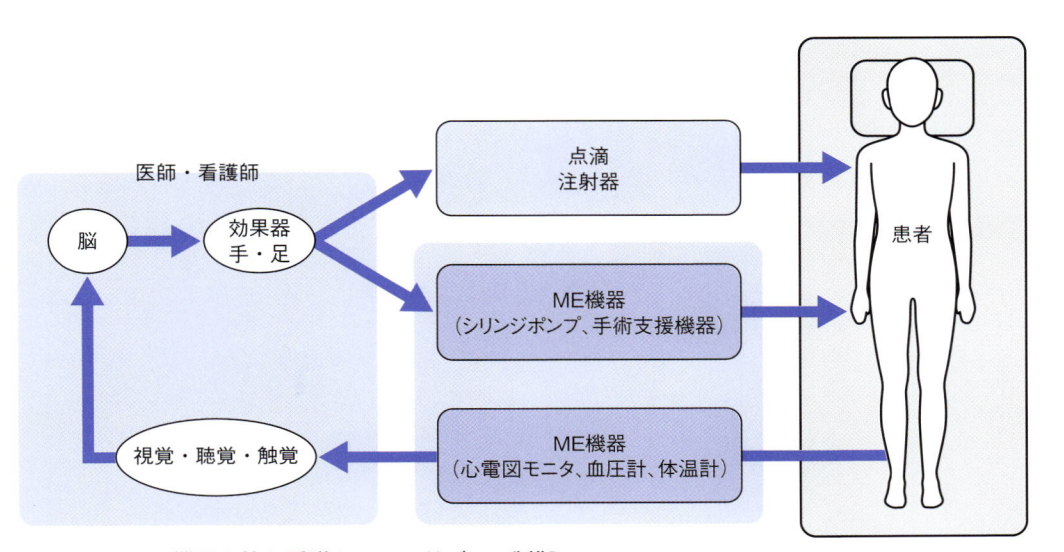

図14- 4　ME機器を使う看護とフィードバック制御

Ｍ E機器の分類と用途

①身体のさまざまな検査情報を取り出し監視するＭＥ機器 (検査機器)

・電子体温計、電子血圧計、超音波検査装置、内視鏡、ベッドサイドモニタ

・生体現象測定・記録装置 (心電計, 脳波計など)

・医用超音波・応用装置 (超音波診断装置、超音波治療装置など)、

・CT (computed tomography；コンピュータ断層撮影)、MRI (magnetic resonance imaging；磁気共鳴画像法)

・医用データ処理装置 (コンピュータなど)

・医用テレビ装置 (X線テレビ、内視鏡用カラーテレビなど)

②身体に作用させるＭＥ機器

・身体機能の一部を代行するもの (人工心肺、人工心臓)

・身体の一部を刺激するもの (除細動)

③患者専用のＭＥ機器

・電動ベッド、電動車椅子、リハビリテーション機器

・刺激・治療装置 (心臓ペースメーカ、レーザーメス、低周波治療器など)

・生体機能補助装置 (人工臓器、補聴器など)

④管理業務に関するもの

・ナースステーションにおけるセントラルモニタ

・医用システム (総合健診システム、病院情報システムなど)

⑤手術支援ロボット (図14- 5 は最新の手術支援ロボットです)

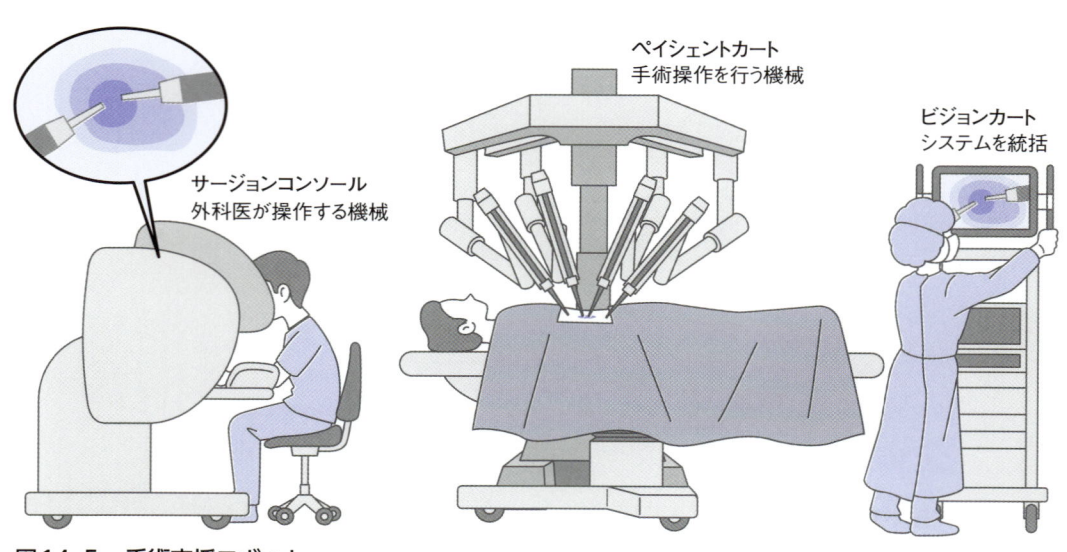

ペイシェントカート
手術操作を行う機械

ビジョンカート
システムを統括

サージョンコンソール
外科医が操作する機械

図14- 5　手術支援ロボット

　身体の健康状態を調べるため、手術支援のため、生命を維持する補助装置などさまざまなME機器が開発されています。いずれの機器も各種分野にかかわる技術が融合して出来上がったものです。とくに、医療、看護分野と工学とのかかわりは深くかかわり開発されたものばかりです。それらの機器には安全性や使用性なども考慮されていますので、その分野で活躍する人間工学も当然かかわっていることに注目すべきです。

看護師とME機器と患者のフィードバック制御を考える

　立派なME機器があってもそれを使う対象の患者が、また、それを操る医師・看護師がいなくては、それは単なる高価な箱でしかありません。自動車も同様で人が乗っても運転できなければ単なる鉄の箱と同じです。

　図14-6は、看護師、ME機器、患者三者の関係を矢印で結び、情報の流れから見たお互いの関係をわかりやすく示した図です。このような図を工学ではブロック線図といい、信号の流れがよく見えとても便利です。そこで、あらためてME機器の活用について図14-6を見ながら考えてみましょう。

　図の左端に患者回復と書いてあります。これは、制御工学では目標値に対応しています。その

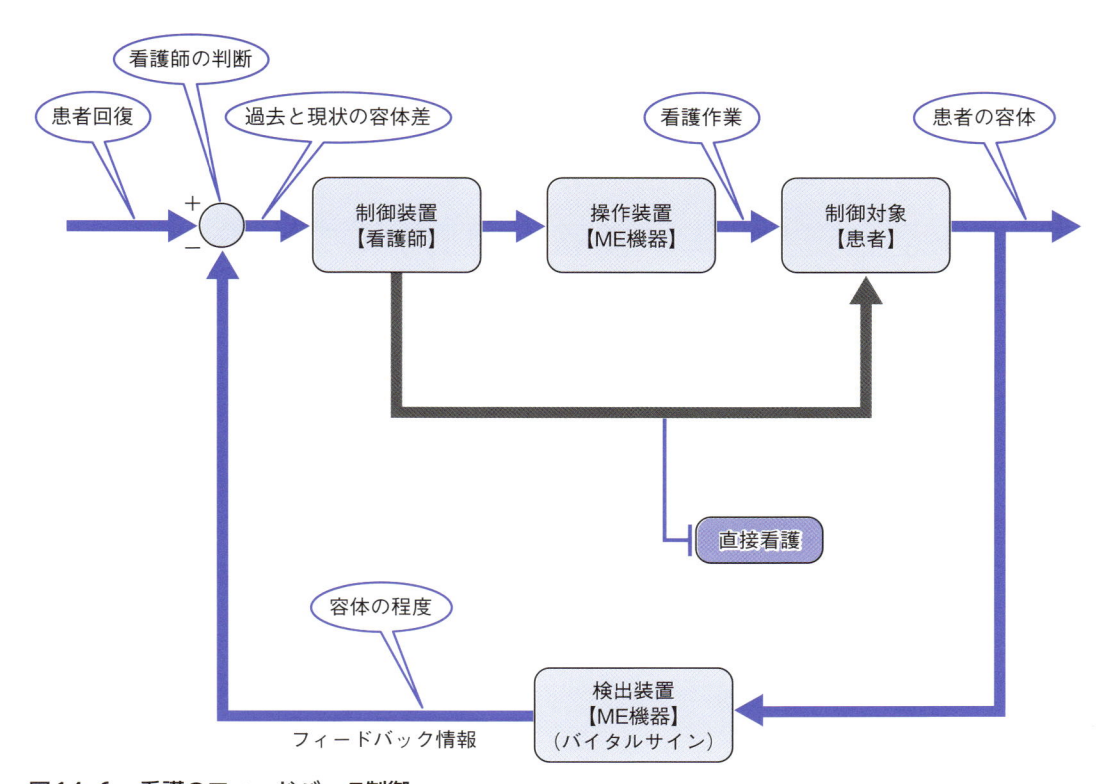

図14-6　看護のフィードバック制御

右の丸印は看護師の脳、ロボットならコンピュータの判断部で、物事の良否を判断するところです。さらに右を見ると看護師（制御装置）、ME機器（操作装置）、患者（制御対象）があります。図中に看護師と制御装置が一緒の枠内に書いてあります。これは人間の場合でもロボットのような機械でも同じようなブロック線図で表しますので、それを対比させて説明するために示しました。

今、ここでは看護師、ME機器、患者のラインで説明します。看護師→ME機器→患者の部分は看護師が医療器具を使って患者の容体を検査している情報の流れとみます。右端の患者容体というところは、現状の患者の様子です。その様子を下ルート左矢印に示したME機器を用いバイタルサインの測定を行います。測った結果は看護師の判断という丸印へ導かれ、看護師は患者回復の目標と、現状の患者容体とを見比べ病状の判断をします。

その結果、まだ過去のよい健康状態になっていないと判断するなら、さらに看護作業を押し進め患者回復に努力します。そして、患者容体が回復したと判断できるようになったら、その時点で治療は終了し退院となります。

ここで、もしもME機器が故障し患者からの医療情報が得られなくなった場合、**図14-6**中のME機器前後の矢印が切れたということで、情報は伝達しません。とすると、看護師は患者の現状の容体がわかりませんので手の施しようがありません。そのときは、急遽装置を交換したり、看護師の五感で視診、触診で判断し、その時点の最良方法で治療を進めることになります。

私たちがふだんパソコンを使っていて、突然故障するとパニック状態に陥り、操作していたデータをすべて失ってしまうことがごくまれにあります。医療現場でもしもME機器が故障した場合、専門家がいなくてすぐに対処できない場合、ME機器を交換するとか医師あるいはベテラン看護師に相談し、支援を求めることになります。

ME機器と安全を追求する人間工学について

ME機器と人間工学のかかわりを具体例で説明しましょう。

図14-7は手動の麻酔注射器です。これを自動化するというときにかかわる人間工学の例にはどのようなものがあるでしょうか。まず、図のように注射器部分を手に持ちますので、その部分を**図14-8**に示すように紙粘土で手形を作ります。この段階で握りやすさなどを検討し、製品開発をはじめます。

そして、**図14-9**のように製品ができ上がったら、実際に専門医が握り、注射し、安全性、操作性などを確かめ意見を出し合い改良を加えていきます。でき上がった製品の内部は**図14-10**に示すように機械の部品であるモータ、ギヤ、小さな電気部品を並べた基盤、コンピュータなどが装置の中に収められています。

このように、使って安全な装置の開発には**図14-9**に示したように使う医師が何度も確かめながらよりよい安全な製品に作り上げていきます。このような開発アプローチが人間工学的なのです。

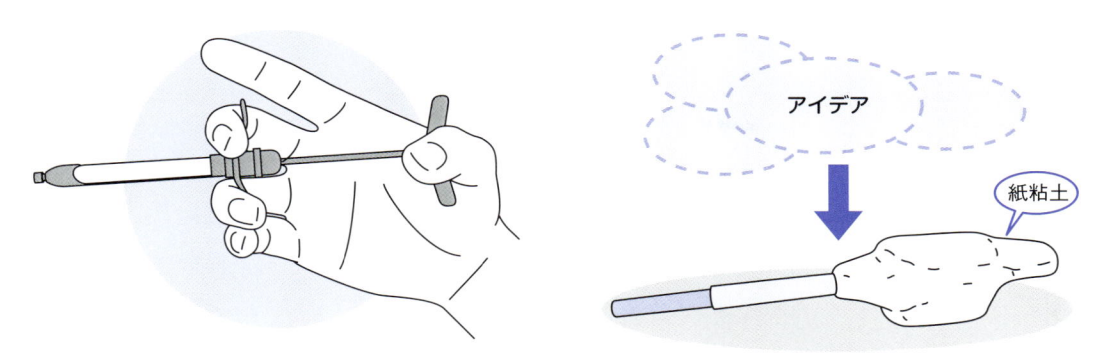

図14-7　カートリッジ用（手動）注射器使用時の姿勢　図14-8　電動注射器のデザイン（原型モデル）

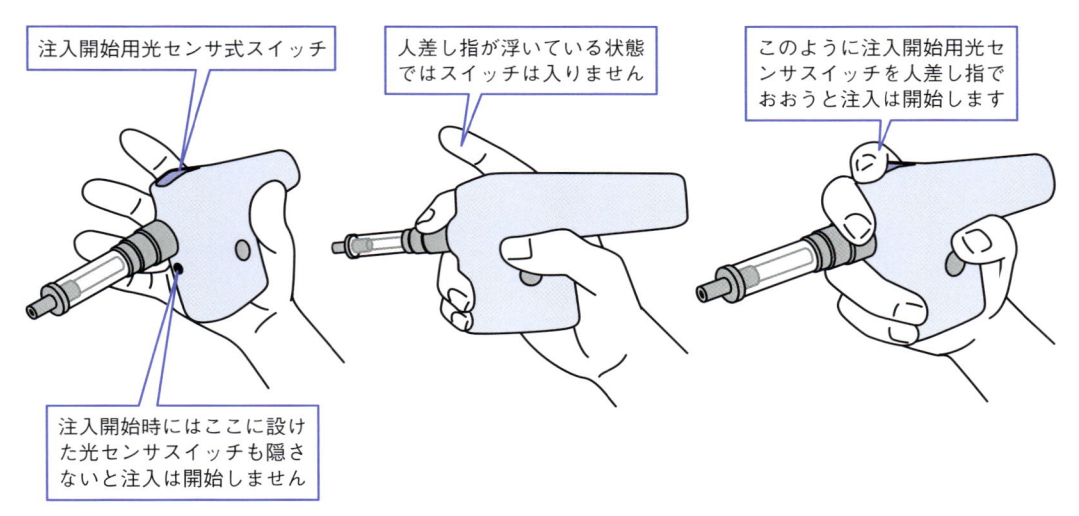

注入開始用光センサ式スイッチ

人差し指が浮いている状態ではスイッチは入りません

このように注入開始用光センサスイッチを人差し指でおおうと注入は開始します

注入開始時にはここに設けた光センサスイッチも隠さないと注入は開始しません

図14-9　使用上の安全性・操作性確認試験

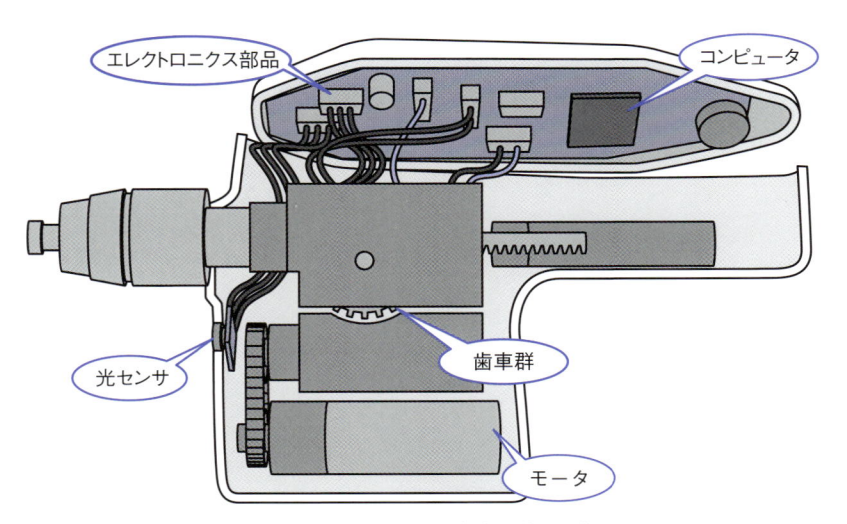

エレクトロニクス部品

コンピュータ

歯車群

光センサ

モータ

図14-10　工学技術を駆使した電動注射器内部の部品群

　図14-11はいくつかのME機器（検査機器）が患者に装着されている様子です。夜中にアラームが鳴り響くと慌てて看護師が患者のもとへ駆けつけます。しかし、どの装置がアラームを発しているのか、音だけではわかりません。そこで、人間工学的に考えるなら、警告音の音色を変えたり、発する音の間隔を変えたりするとよいのです。それと同時に警告を発しているME機器から「センサが身体から外れました」や「電源が切れました」というような文字情報が点滅するようにすればなおよいのです。音声で「電源故障です」というように伝えてくれるとなおよいのですが、使う場所が病院という静かなところですので、この方法を取り入れるのは難しいでしょう。

　このように複数個のME機器がある場合、それらが緊急あるいは処置終了の合図を同時に送っても看護師側が警報を発している機器がどれなのかの判別ができないこともあります。そのような問題をこれまで述べたようにアイデアを出しあって解決することも人間工学の役割です。

　図14-12はアースが切れた場合の様子です。医療機器は患者が発する微弱な電気信号を取り込み、その信号を増幅するため、アースが切れると雑音（ノイズ）に冒され良質のデータがとれなくなるおそれが生じます。それよりも、患者の心臓に電極をつけるので、落雷により高圧電気が心臓に流れ込み重大な事故になるかもしれません。そのために、アースをとることはとても重要です。

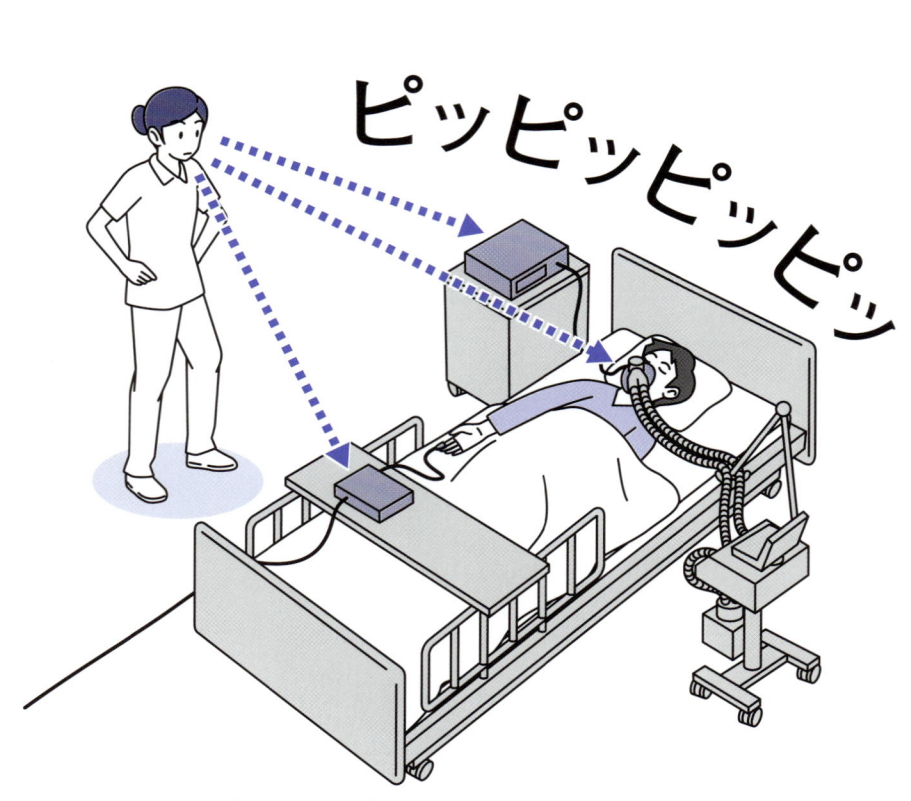

図14-11　アラームが鳴ったらまずは原因調査！

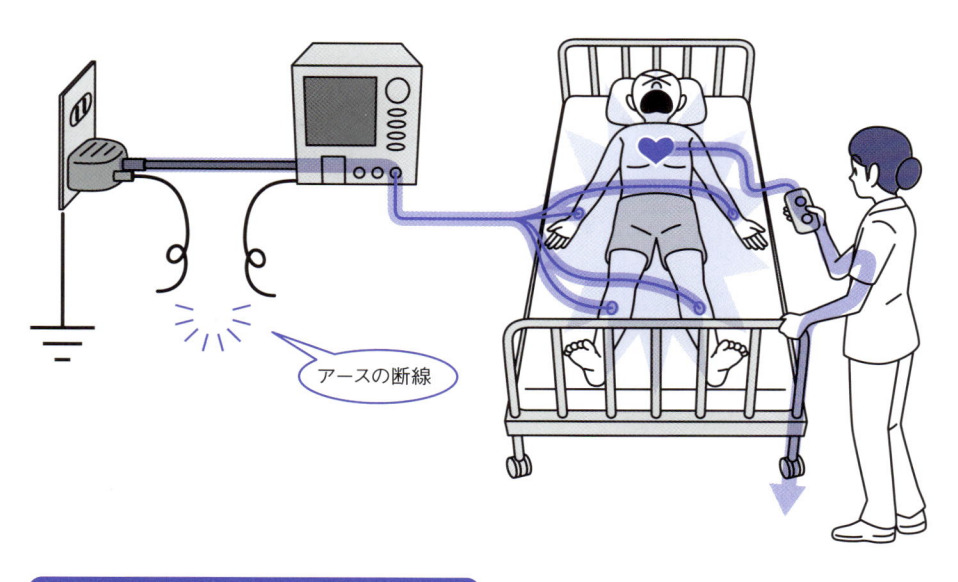

アースの断線

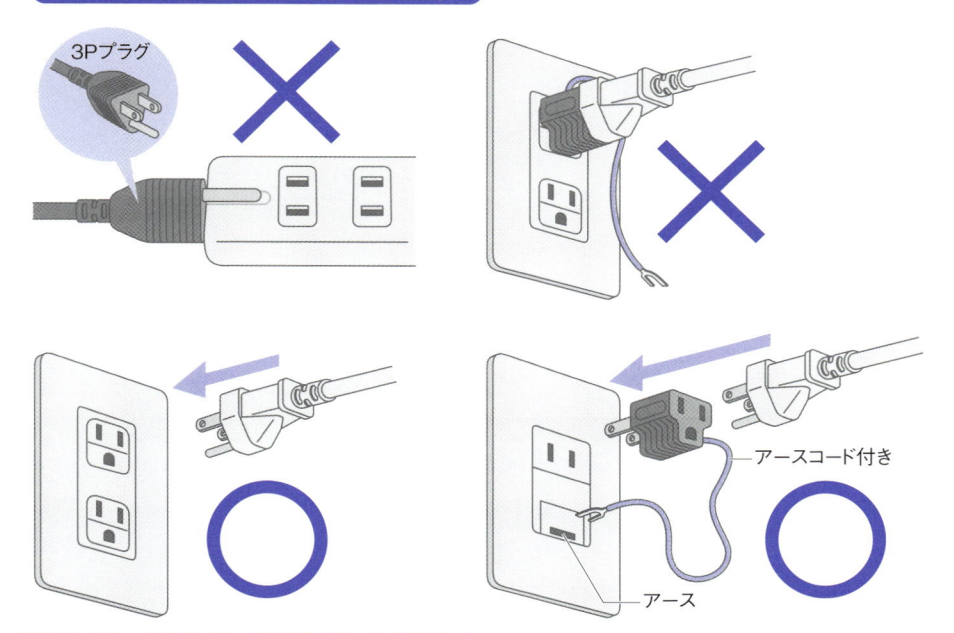

アースに関して身近な例（プラグとコンセント）

3Pプラグ

アースコード付き

アース

図14-12　大切なアースは確実にとること！

第15章 バリアフリーとユニバーサルデザインと人間工学

駅のエレベータやスロープ、電車乗降のためのホーム線路側安全ドア、食器や調理道具など私たちの身の回りには、いわゆるバリアフリーといわれる設備・製品・商品がかなり行き渡っています。人間にとって安全で使いやすいものには、機械や道具のようなハードウエアから取り扱い説明書やコンピュータのソフトウエアのようなものまでいろいろあります。それらはすべて人間が使うため、人間の特性や特徴あるいは能力に合うように考慮し作られています。

最近ではバリアフリーとかユニバーサルデザインという考え方が浸透し、それを応用した設備、製品を使うことがあたりまえのようになってきました。その一方では、人間工学的にデザインされた製品というものも現れています。それらの身近な例にパソコンのマウス、ボールペン、カッターナイフなどがあります。そこで、本書の最後である本章では、これらデザインの考え方やバリアフリーとユニバーサルデザインはどこが異なるのかを考えてみます。

バリアフリーとは

❶ バリアフリーの考え方

技術が発達していなかったひと昔前ですと、障害者や高齢者が自宅から一歩外へ出ると思いどおりに動きがとれない社会情勢でした。ところが、最近は道路環境、交通環境、通信環境が整備され、以前に比べて格段の違いで動きやすい社会となりました。

足を怪我したという想定で車椅子を使って外出することを考えてみましょう。自宅と戸外との間に**図15-1**(a)に示す右側階段しかない玄関であったら、そこからは車椅子では一歩も外へ出られません。そこで**図15-1**(a)の左側に示したようにスロープを追加の工事で作れば車椅子でも外へ容易に出られるようになります。これがバリアフリー (barrier free) を考える第一歩です。このとき、**図15-1**(b)のよう家を建てるときに老人、子ども、老人・障害者用車椅子など誰でもが出入りできるスロープつき玄関にすることを考慮に入れたデザインなら、それはユニバーサルデザイン (universal design) といえるのです。

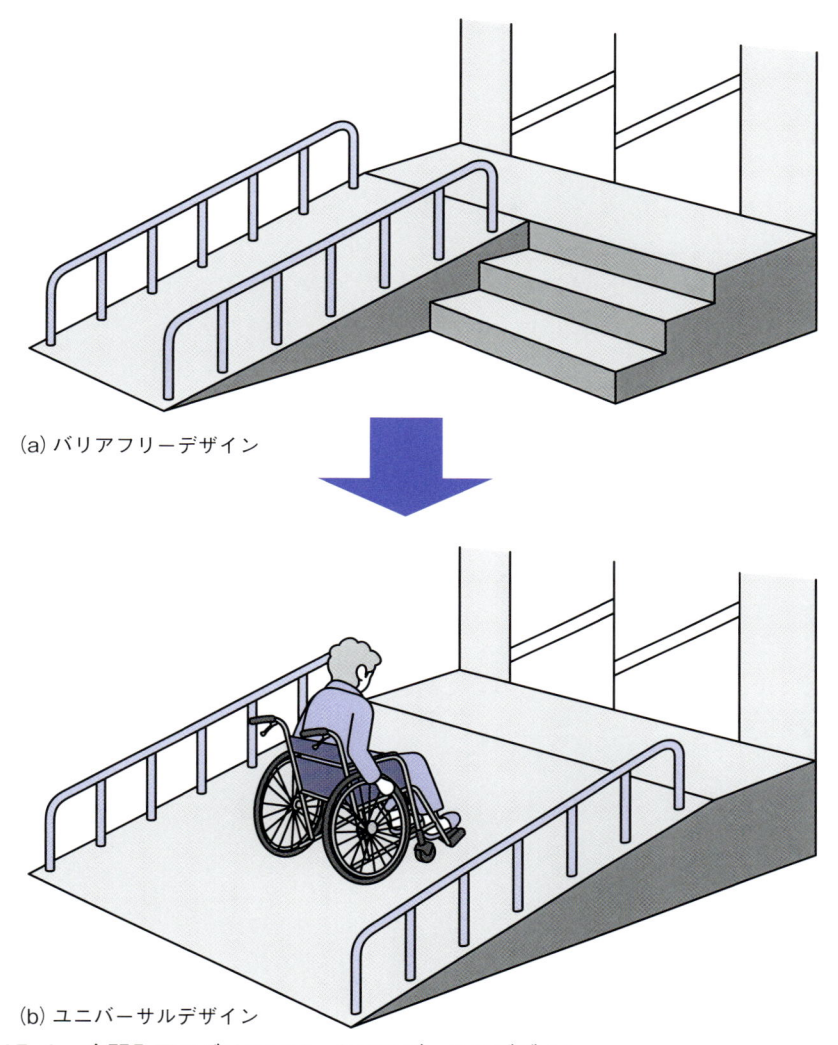

(a) バリアフリーデザイン

(b) ユニバーサルデザイン

図15-1　玄関入口のバリアフリーとユニバーサルデザイン

❷ バリアフリー化が進む現代 ·······························

　かつての歩道は、交差点のところにはたいてい段差があり、車椅子では乗り越えられませんでした。それが、今ではほとんどの交差点の段差は滑らかなスロープになっていますので、車椅子でも容易に横断できます。駅に着くと、駅にはエスカレータとエレベータが設置されています。エレベータを利用すれば車椅子で改札階へ、そしてホームへ乗り入れることができます。電車に乗り込むとき、ホームと電車の間が約10cm開いていますので、車椅子では乗り移りづらいところがあります。しかし、駅員にひと言伝えると携帯用の簡易ブリッジを設置してもらえ車内にすぐに乗り込めます。

　このようにして自宅から電車に乗り込むまで、いくつものバリアフリー化が施されていますの

で、車椅子利用の障害者であっても健常者なみに電車に乗ることができるようになりました。

　以上は、車椅子を例にあげましたが、障害をもつ人にとっても、高齢者にとってもバリアフリーを利用することでつまずくことなく、楽にホームまで行くことができるようになりました。もちろん、仕事で疲れきって家路につく健常者であっても同様に利用することができます。このように、今日では家から一歩も出られなかった障害者や高齢者が、好きなところ、行ってみたいところへいつでも移動できるようになりました。

　障害者を含む高齢者など社会生活弱者が社会生活に参加するうえで生活の支障となる物理的な障害や精神的な障壁となっている環境、施策を取り除いた状態をバリアフリーといいます。そして、バリアフリーに関しては「高齢者、障害者の移動などの円滑化の促進に関する法律（バリアフリー新法、2006年施行）」があります。その法律では、「高齢者や障害者が自立した日常生活や社会生活を確保するために、旅客施設・車両等、道路、路外駐車場、都市公園、建築物に対して、バリアフリー化基準（移動等円滑化基準）への適合を求めるとともに、駅を中心とした地区や、高齢者や障害者などが利用する施設が集中する地区（重点整備地区）において、住民参加による重点的かつ一体的なバリアフリー化を進めるための措置など」と定めています。

　この法律では、例えば以下のような条文が記載され、厳しくチェックされています。

廊下等（第11条）

1．表面は滑りにくい仕上げであるか
2．点状ブロック等の敷設（階段又は傾斜路の上端に近接する部分）

階段（第12条）

1．手すりを設けているか（踊場を除く）
2．表面は滑りにくい仕上げであるか
3．段は識別しやすいものか
4．段はつまずきにくいものか
5．点状ブロック等の敷設（段部分の上端に近接する踊場の部分）
6．原則として主な階段を回り階段としていないか

傾斜路（第13条）

1．手すりを設けているか（勾配1／12以下で高さ16cm未満の傾斜部分は免除）
2．表面は滑りにくい仕上げであるか
3．前後の廊下等と識別しやすいものか
4．点状ブロック等の敷設（傾斜部分の上端に近接する踊場の部分）

　以上述べたように、バリアフリーというのは、障害者や高齢者などに配慮して策定され、法律で規制し普及させている行政指導型です。そのため、駅や街中の公共施設をよくみると安全で移動しやすい工夫が各所になされているのに気がつきます。

　ここでは、バリアフリー化実施例のいくつかを以下に紹介します。

バリアフリーの具体例

車椅子利用者向け物理的なバリアフリー化の例

施設面（とくに公共施設）でのバリアフリーの例を以下に示します。

・段差の解消（視覚障害者向けでもある）
・ノンステップバス
・超低床電車
・低床バス
・階段に併設したスロープ
・車椅子対応エレベータや運搬機の設置
・手すりの設置
・スペースの広いトイレや電話ボックス
・車椅子利用者用駐車スペース（幅：3.5m以上）
・パーキングパーミット制度の実施

視覚障害者向け物理的なバリアフリー化の例

・点字の併記
・点字ブロック。ただし、足腰の弱った人にとってはバリアになることがある。
・容器・包装の改良
・牛乳パックの上部の切欠き
・ラップフィルムの紙箱の凹凸の「W」マーク
・シャンプー容器の側面の刻み
・音響式信号機
・玄関・入口近くでの電子チャイム（盲導鈴）
・コントラストの強い公共表示
・オストメイト（人工肛門・人工膀胱保有者）向け
・オストメイト対応トイレ
・その他手すり付小便器
・玄関・入口での呼出し用インターホン

コミュニケーションのバリアフリー化の例

ソフト面：
・文字放送
・手話通訳
・手話放送など

ユニバーサルデザインとは

❶ ユニバーサルデザインは民間主導型のデザイン

　「ユニバーサル（universal）」とは「すべてのものに共通しているさま」であって、一般的、普遍的という意味があります。一方、ユニバーサルデザインと「デザイン」がつくと、障害の有無、国籍の違い、年齢・性別、体格などにかかわらず、すべての人を対象とし利用可能なデザインという意味になります。そして、バリアフリーが行政指導型であったのに対し、ユニバーサルデザインはよいものはよい、とほめたたえ推奨する民間主導型のデザインです。

❷ できる限り多くの人が利用可能であるようなデザイン

　前述したバリアフリーというのは、直訳すると「障壁のない」という意味です。バリアフリーデザインが取り入れた当初は、高齢者や障害者が社会生活を送るうえで、障壁となるものを取り除くこととして、道路や建物の段差や仕切りをなくすこととしてはじまりました。ところが、今では段差や仕切りを取り除くのに加え、社会制度、人々の意識、情報の提供などで生じるさまざまな障壁も含めて、それらを取り除くことをユニバーサルデザインというようになりました。つまり、ユニバーサルデザインとは「できる限り多くの人が利用可能であるようなデザインにすること」を基本としています。そして、デザインの当初から身障者、高齢者、健常者、国籍、年齢、性別を問わず誰でもが利用可能なように設計することがユニバーサルデザインなのです。そのために、ユニバーサルデザインはバリアフリーより幅広い概念ですが両者には共通点がたくさんあります。

ユニバーサルデザインの具体例

　ユニバーサルデザインの具体例には以下のものがあります。これらは、障害者、高齢者、外国人、性別の有無、年齢差、能力差があっても誰でもが使えますので、ユニバーサルデザインといえるのです。

・自動ドア、エレベータ、ホームドア
・温水洗浄便座
・トイレや浴室の手すり
・外国人でもよくわかる絵文字表示
・パソコン操作はキーボードとマウスだけではなく、音声入力、口からの空気圧、目の動き、身体の部位を使った入力
・パソコンの画面表示→見やすいフォントや絵文字
・細かい字が読めなくなった人のために、触ると識別可能な商品（シャンプー、ボディーソープ、

リンスなどのボトル横の印)

　以上あげた例をみるとわかりますように、いくつかの共通点があります。それは、以下の「ユニバーサルデザインの7原則」を考慮して作られているからです。

1. 誰でも使えて手にいれることができる（公平性）
2. 柔軟に使用できる（自由度）
3. 使い方が簡単にわかる（単純性）
4. 使う人に必要な情報が簡単に伝わる（わかりやすさ）
5. 間違えても重大な結果にならない（安全性）
6. 少ない力で効率的に、楽に使える（省体力）
7. 使うときに適当な広さがある（スペースの確保）

　この7原則に沿って作られた装置や商品で身近で気がついたものを以下にあげてみましょう。皆さんも身近にあるユニバーサルデザイン製品・商品を探してみてください。そして新たなユニバーサルデザインで、これまでにない安全で人に優しい商品をデザインし、その商品の実用化をめざしてみてください。

【家庭】
ハサミ、ホチキス、電卓、携帯電話、カレンダー、体重計、さしピン、椅子、ペットボトル蓋開け具、AC電源プラグ、カッターナイフ、水道栓、包丁、コップ、家庭内の手すり、台所、台所用品、洗面台、スプーン、フォーク、包丁、瓶入りジャムの蓋、爪切り、ウォシュレット、トイレの手すり、ボディーソープ、シャンプー、ドアノブ、電気掃除機、時計、リモコン、トランプ、杖、メガネ、浴槽、浴槽椅子、玄関口段差

【社会】
自動販売機、缶ジュース，電柱、信号器、公衆トイレ、掲示板、エスカレータ、エレベータ、点字ブロック、公園のベンチ、男子用便器、各種広告、案内表示、トイレの手洗い場、トイレの手すり、カラーゴミ入れ

【乗り物】
自動車、自転車、車椅子、バスの乗降設備、行き先案内、待合室の椅子、ホームのベンチ、自動券売機、自動販売機の小銭入れ、駅の切符売り場、駅の改札口、駅の路線案内図、旅客運賃表、駅階段の手すり、行き先案内表示板

　次にバリアフリーデザインとユニバーサルデザインの考え方の違いを具体例で説明します。道

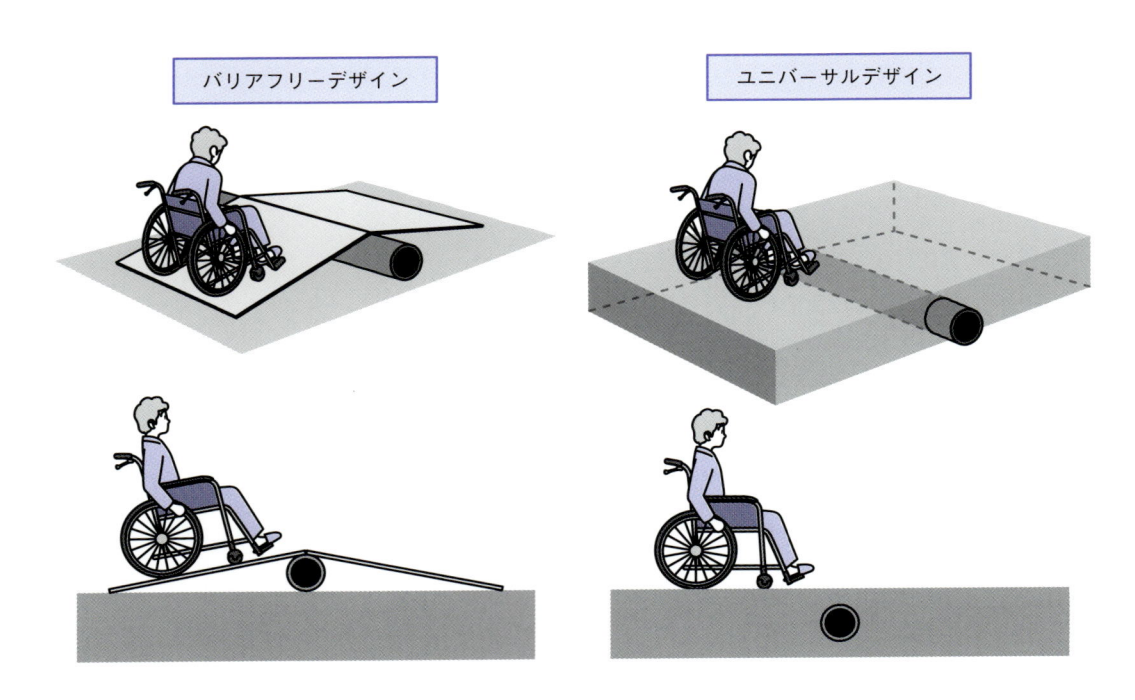

（a）床に太いパイプが走っていたので、
　　そのパイプを乗り越える工夫

（b）最初から床下にパイプを埋め込む
　　デザイン

図15- 2　バリアフリーデザインとユニバーサルデザインの考え方

路床面に太いパイプが設置されていると、車椅子のような車輪は通過できません。そこで、**図15- 2**のようにパイプ両側に板を敷くと車椅子を動かすのに力を要しますが渡りきれます。こうした移動するために障害になる壁を取り除く方法はバリアフリー化の一方法です。一方のユニバーサルデザインは、**図15- 2(b)**のように道路建設時の最初からパイプを床下に埋め込むようにデザインすることです。

人間工学的デザインとの違いは？

　これまで、多くのページを割いて人間工学について説明してきました。人間工学は働きやすい職場や生活しやすい環境を実現し、安全で使いやすい道具、機械、医療用具、医療機器を作ることに役立つ実践的な科学技術です。安全で働きやすい職場環境を実現するという意味で説明した看護におけるボディメカニクス技術も人間工学の一分野として説明しました。人間機能に合わせた安全で使いやすいデザインは、人間工学的デザインであって、それは人間が可能な限り自然な動きや状態で安全に使えるようにものや環境を設計し、実際のデザインに活かすことです。この部分はユニバーサルデザインやバリアフリーデザインと共通するところです。また、人々が正しく効率的に働けるように周囲の人的・物的環境を整えて、事故・ミスを可能な限り少なくすることも含んでいます。

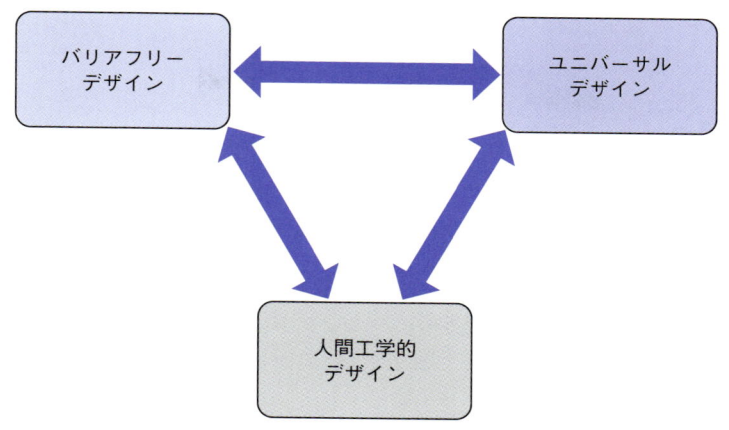

図15-3 バリアフリーデザインとユニバーサルデザインと人間工学

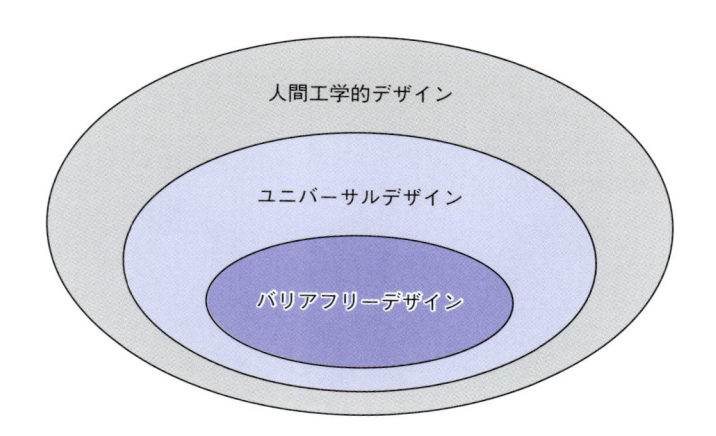

図15-4 人間工学、バリアフリー、ユニバーサルデザイン

　以上のように考えると、上記した人間工学的デザインは、すべての人が利用可能なデザインといえます。その製品・商品を利用しないかも知れない人が、仕事だからということで製造に関与し実用化することもあるでしょう。製造する側の設備・設計、道具、作業環境、安全などにも配慮していているので、人間工学的デザインは広範囲な分野にかかわりがあることがわかります。それに対して、ユニバーサルデザインはすべての人が利用可能なデザインであって、それを作るためにかかわる人については触れず、利用する人の安全、便利さを追求しています。さらにバリアフリーデザインとなると、どちらかというと障害者や高齢者にとっての不利な壁を取り除くという考えです。

　以上のことを考えると、バリアフリーデザイン、ユニバーサルデザイン、人間工学的デザインの三者は、**図15-3**に示すようにお互い相互に密接な関係があることがわかります。そして、技術のすそ野の広さから考えると**図15-4**のようになります。

おわりに

　ここまで15章にわたり人間工学および看護にかかわる入門的な人間工学の一端を説明してきました。幅広い分野にまたがっている人間工学ですので、説明しきれないところがたくさんあります。看護に限ってもまだまだ説明しきれないところがたくさん残されています。

　私たちの身近には、これもあれもと人間工学的デザイン、ユニバーサルデザインが応用された設備・製品・商品・用品はたくさんあふれています。それらの存在に気がついていただければ望外のよろこびです。人間それぞれで専門分野によって人間工学のとらえ方は異なります。人間にかかわること（ソフトウエア）や物（ハードウエア）の考究を行う方でしたら誰でもが人間工学者になれる可能性があります（**図15-5**）。さらなる人間工学の考究を願ってやみません。

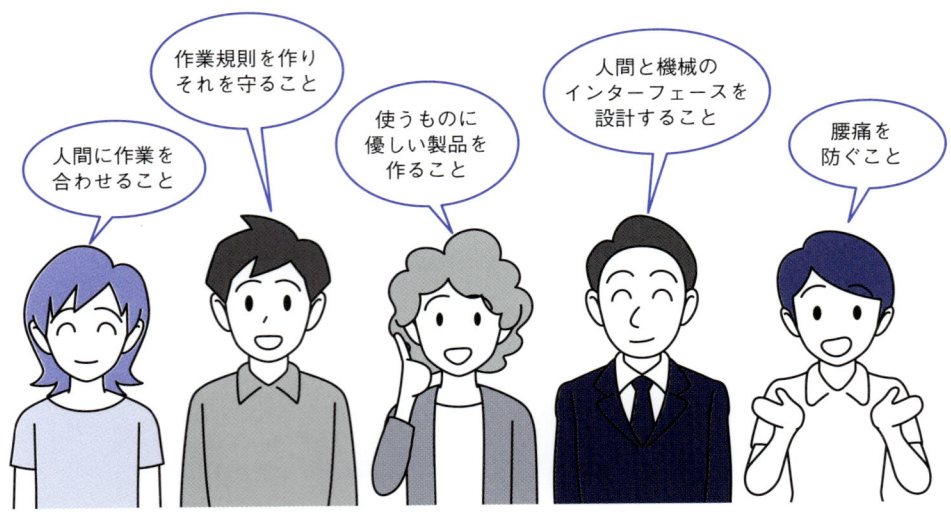

図15-5　誰でも人間工学者になれるチャンスがある！

引用・参考文献

【引用文献】
1）小川鑛一：看護動作を助ける基礎人間工学．東京電機大学出版局、1999
2）小原二郎：人間工学からの発想．ブルーバックスB495、講談社、1992
3）川島敏生著、栗山節郎監：筋肉・関節の動きのしくみ事典．成美堂出版、2013
4）井口恭一：イラストわかりやすい移動のしかた．三輪書店、1993
5）Rolf Wirhed：Athletic Ability & the Anatomy of Motion．Wolfe Medical Publication Ltd,1992
6）エティエンヌ・グランジャン著、中迫勝ほか訳：産業人間工学．啓学出版、1992

【参考文献】
1）川喜田二郎：KJ法．中央公論社、1986
2）川喜田二郎：発想法；創造性開発のために．中公新書136、中央公論新社、1967
3）川喜田二郎：続・発想法；KJ法の展開と応用．中公新書　210、中央公論新社、1970
4）日本能率協会編：経営のためのKJ法入門；実践から生まれた創造の技法．日本能率協会、1978
5）小原二郎：暮らしの中の人間工学．実教出版、1971
6）正田亘：人間工学．恒星社厚生閣、1997
7）野呂影勇編：図説エルゴノミクス．日本規格協会、1990
8）山田里津監：看護人間工学．メヂカルフレンド社、1990
9）大河原千鶴子ほか編：ヘルス・ケア・ワークを支える看護の人間工学．医歯薬出版、2002
10）菊池安行：おはなし人間工学．日本規格協会、1989
11）大島正光監：人間工学の百科事典．丸善、2005
12）小川鑛一ほか著：看護・介護のための人間工学入門．2006
13）小川鑛一：イラストで学ぶ看護人間工学．東京電機大学出版局、2008
14）ベッド回り研究会編：看護に生かすベッド回りの人間工学．へるす出版、2012
15）臨床看護のなるほど！　サイエンス．JJNスペシャルNo64、医学書院、1999
16）加藤光宝監訳：患者移動の知識と技術；看護・介助者を腰痛から守る．日本看護協会出版会、1997
17）小川鑛一ほか著：看護動作のエビデンス．東京電機大学出版局、2003
18）平田雅子：新訂版ベッドサイドを科学する．学研メディカル秀潤社、2010
19）平田雅子：看護技術の物理学的考察．メヂカルフレンド社、1990
20）前田昌信：看護にいかす物理学．医学書院、1993
21）延近久子編：臨床実習で学ぶ基礎看護技術．エキスパートナースMOOK；看護学生版シリーズ、照林社、1995
22）小川鑛一ほか著：初めて学ぶ基礎制御工学．東京電機大学出版局、1994
23）小川鑛一ほか著：初めて学ぶ基礎ロボット工学．東京電機大学出版局、1998
24）小川鑛一：人と物の動きの計測技術；ひずみゲージとその応用．東京電機大学出版局、2002
25）Rene Gailliet著、萩島秀男訳：腰痛症候群．医歯薬出版、1992
26）レネ・カリエ著、萩島秀男訳：腰痛症．医歯薬出版、1996
27）古谷誠：腰痛・肩こり．梧桐書院、1995
28）荒井孝和：腰痛・肩こりの科学；原因から治し方・防ぎ方まで．講談社ブルーバックス、1996
29）高橋長雄：関節はふしぎ．講談社ブルーバックス、1993
30）下出真法：せぼねの不思議．講談社、1998
31）川島みどり監：学生のためのヒヤリ・ハットに学ぶ看護技術．医学書院、2007
32）川村治子：書きたくなるヒヤリ・ハット報告．医学書院、2001
33）河野龍太郎：医療におけるヒューマンエラー；なぜ間違えるどう防ぐ．医学書院、2014
34）芳賀繁：ミスをしない人間はいない；ヒューマンエラーの研究．飛鳥新社、2001
35）平野裕之ほか：5Sのはなし；生産管理ポケットブック．日刊工業新聞社、1997
36）兵藤好美・細川京子：医療安全に活かすKYT．メヂカルフレンド社、2014
37）川内美彦：ユニバーサルデザイン；バリアフリーへの問いかけ．学芸出版社、2001
38）光野有次：みんなでつくるバリアフリー．岩波書店、2005
39）光野有次：バリアフリーをつくる、岩波新書、1998
40）安楽玲子：暮らしのバリアフリーリフォーム．岩波アクティブ新書、2004

さくいん

154

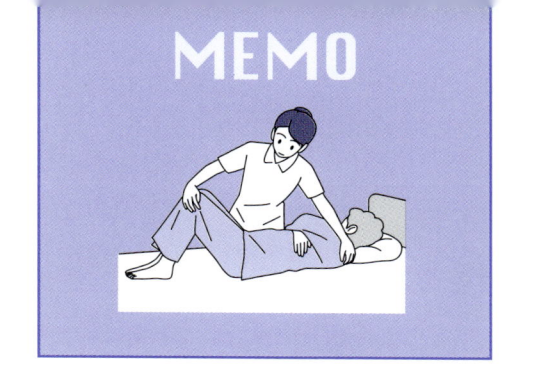

MEMO

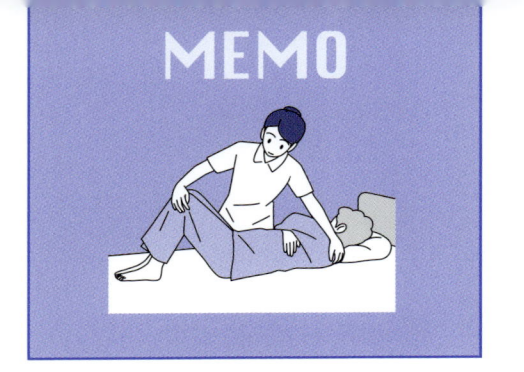

MEMO

●著者略歴●

小川 鑛一 （おがわ こういち）

元東京電気大学教授、元青山学院大学、早稲田大学、獨協医科大学非常勤講師
1935年　東京生まれ
1963年　早稲田大学卒業
1965年　リーハイ大学（米国）修士課程終了
1975年　東京工業大学助手
1985年　東京工業大学工学博士
1987年　放送大学助教授
1995年　ロバート・ゴードン大学（英国）客員教授
2006年　東京電機大学工学部定年退職
2015年　看護学校非常勤講師
2019年　看護学校非常勤講師退職
2023年　看護人間工学会名誉会員

主な著書には、
単著『基礎電気数学』（日本技能教育センター）
単著『看護動作を助ける基礎人間工学』（東京電機大学出版会）
共著『看護に生かすベッド回りの人間工学』（へるす出版）
共著『看護動作のエビデンス』（東京電機大学出版会）
など多数。

看護の環境と人間工学
第2版

著　者	おがわこういち 小川鑛一
発行人	中村雅彦
発行所	株式会社サイオ出版
	〒101-0054
	東京都千代田区神田錦町 3-6　錦町スクウェアビル7階
	TEL 03-3518-9434　FAX 03-3518-9435
カバーデザイン	Anjelico
DTP	マウスワークス
本文イラスト	渡辺富一郎
印刷・製本	株式会社朝陽会

2015年 3月25日	第1版第1刷発行	ISBN 978-4-86749-027-3　ⒸKoichi Ogawa
2024年12月10日	第2版第1刷発行	●ショメイ：カンゴノカンキョウトニンゲンコウガクダイニハン 乱丁本、落丁本はお取り替えします。